ちくま新書

# ルポ 副反応疑

と薬害を問いなおす

山岡淳一郎
Yamaoka Junichiro



1701

ルポ 副反応疑い死——ワクチン政策と薬害を問いなおす【目次】

# まえがき

新型コロナワクチン接種後の「副反応疑い」による死亡者はどこまで増えるのだろう。

二〇二二年九月四日時点で、医療機関から「副反応疑い報告制度」に従ってＰＭＤＡ（独立行政法人医薬品医療機器総合機構）に伝えられ、管轄する厚生労働省に届いた副反応は三万四八二八件。そのうち死亡、障害、入院などの「重篤」なケースが七七九八件に上る。重篤のなかの死亡例は、一八五四件を数え、接種回数の伸びとともに増加している。

国内の一回目から四回目の総接種回数（推定）が三億一四五〇万九〇五二回に達しており、厚労省は副反応疑い死を「極めてまれ」ととらえるが、そのすべてが報告されているわけではない。現場の医師や遺族の判断で報告が見送られたケースも少なからずある。

何よりも、ワクチン接種後、短時日で命を絶たれるほど理不尽なことはない。感染予防のためにと国が推奨し、自分や家族、まわりの人、社会を守るために受けた予防接種で死ぬとは誰も考えていないだろう。病気の治療で副作用のリスクを覚悟して投与する薬剤とは性質が違うのである。おまけにワクチン接種と死亡との「因果関係の証明」には大変な困難がつきまとう。

元気に働いていた三〇歳の長男を、二回目の接種から三日後に突然、亡くした父親の岡本裕二さんは言う。

「朝、息子が出勤時間になっても起きてこないので、妻が見に行ったら、自室でうつ伏せに倒れたまま冷たくなっていました。救急車も間に合わず、警察官が来て、家族も締め出されて現場検証です。警察が遺体を運んで行って、解剖されましたが、死因は『不詳』の二文字だけでした。何の前触れもなく、いきなり息子を喪《うしな》った悲しみに追い打ちをかけられたようでした。どうして息子が死んだのか、まったくわからない。なぜ、息子が死んだのか知りたい。そこから長いたたかいが始まったのです」

岡本さんの長男が職域接種で投与されたワクチンは、モデルナ製の「異物混入」の疑いがかけられたロットのものだった。同じロットの接種後には、三八歳男性、四九歳男性も亡くなっているが、長男を含めて三人とも接種と死亡の因果関係は情報不足などにより「評価できない（評価不能）＝γ」と副反応報告で判定されている。

国は、確率は低いけれど致命的なロシアンルーレットのような副反応問題に二つのしくみで臨んでいる。一つは、前述の副反応疑い報告制度だ。全国から疑い事例を集め、一例ずつＰＭＤＡの専門家がワクチンとの因果関係について「否定できない（認める）＝α」、「認められない＝β」、「評価不能＝γ」と判定し、厚生科学審議会予防接種・ワクチン分科会副反応検討部会の公開資料にリストアップしていく。ワクチン接種の動向をモニタリングするためであり、結果は公表され、「安全性に関する情報提供」が行なわれる。

ただし、現時点で副反応疑い死一八五四例のうち因果関係を認めたα判定は一つもない。九九％以上がγ判定で、一部、否認のβ判定が下されている。

評価不能のγ判定は、遺族の心をへし折るような衝撃を放つ。γ判定を言い渡された遺族は深い喪失感に包まれ、死因の手がかりはなく、時間だけが過ぎていく。そして死因の解明は不可能だと思い込み、国が用意したもう一つのしくみ「予防接種健康被害救済制度」になかなかたどり着けないのだ。

国は、疑い報告とは別に救済制度も用意している。こちらは健康被害者（もしくは遺族）が書類を整えて自治体の窓口に補償請求の申請をして動きだす。疑い報告とは別の制度だが、多くの遺族は両者を混同し、γ判定では救済されないと早飲み込みして申請を控えてしまう。

だが、諦めるのはまだ早い。厚労省は救済について「厳密な医学的な因果関係までは必要とせず、接種後の症状が予防接種によって起こることを否定できない場合も対象とする」（二〇二一年一二月九日「新型コロナワクチンに係る健康被害救済について」）とアナウンスしている。遺族が自治体に出した申請は、都道府県を経由して国に取り次がれ、審査会で一件ずつ認否の審議が行なわれる。副反応疑い死の場合、死亡一時金（四四二〇万円）・葬祭料（二一万二〇〇〇円）の請求が焦点となる。

実際の健康被害救済制度の運用状況はどうか。

二〇二二年一一月七日の審査会資料によれば、国が進達を受理した総件数は五〇一三件。このうち一一一七件の補償請求が認められており、その多くがアナフィラキシー（アレルゲンなどの侵入により、複数臓器に全身性のアレルギー症状が引き起こされ、生命に危機を与える過敏反応）に類する症例である。認定された患者には医療費や医療手当が支給されている。厚労省は、生きている患者への補償を優先する。

一方、死亡一時金の支給が認められたのは、急性アレルギー反応・急性心筋梗塞で亡くなった九一歳女性をはじめとして一〇人だけだ。内訳は九十代二人、八十代五人、七十代二人、四十代一人。厚労省は死亡一時金の請求を受理した全体件数を公表していないが、独自調査で四一八件とわかった。そのうち審査件数は支給認定一〇件を含む一九件。否認が一件、保留が八件（二〇二三年二月七日時点）。「保留」のなかには二六歳で逝った女性の例も含まれており、働き盛りの若い世代への補償の遅れが目立つ。

どうして副反応疑い死の救済は遅れるのか。

その構造的要因を解き明かし、接種と救済の途切れがちな環をつなぐことが、本書を執筆した動機の一つである。岡本さんのケースをはじめ、接種後のトレーニング中に倒れて他界したプロ野球選手＝木下雄介さんの症例、突然死した遺体の解剖後に副反応疑い死が濃厚になった事例などにスポットを当てた。ご遺族や主治医、解剖医、免疫とワクチンに詳しい医学者、厚労省の官僚、法曹、製薬企業の関係者らに当たって事実を掘り下げ、悲劇をもたらした背景を浮かび上がらせる。死因の究明に必要な要件が見えてくるだろう。

じつは、因果関係の評価不能という高い壁を乗りこえるには、医学的分析だけでなく、法理で導かれた「基準」も必要だ。かつて社会防衛を最優先する国が強制的に予防接種をしていた時代、接種後に人が亡くなっても「特異体質」のひと言で済ませ、死亡例を「無過失予防接種事故」と呼んで放置した。虐《しいた》げられた被害者が立ち上がり、人間の尊厳を取り戻す過程で確立した基準は、いまなお有効である。

救済の遅れの対極には医薬品の開発至上主義、巨大製薬企業と政府間の約定があり、医療の市場化という潮流がながれている。公的な医療保険で支えられた日本の医療市場の開放を迫る外圧は凄まじい。外圧がワクチンの薬事承認に与えた影響は小さくないだろう。

どんなにすぐれたワクチンでも副反応が必ず生じる。

人の免疫は複雑で多様なため、ワクチンを接種すれば病原体に対する免疫をつくる「主作用」以外の好ましくない症状も生じる。免疫がかかわっているので、これを「副反応」と呼び、病気の治療薬にともなう「副作用」とは区別している。避けられない副反応をどう減らしていけばいいのか。免疫を知り尽くす遺伝子医学の第一人者から、そのための科学的アプローチも聞いた。時代の証言として書き残しておこう。

厚労省データの無機質な数字や文字、判定の向こうに生身の人間の取り返しのつかない喪失と、悲しみの底から立ち上がろうとする営みがある。そうした生命への敬愛を胸に筆を起こしたい。

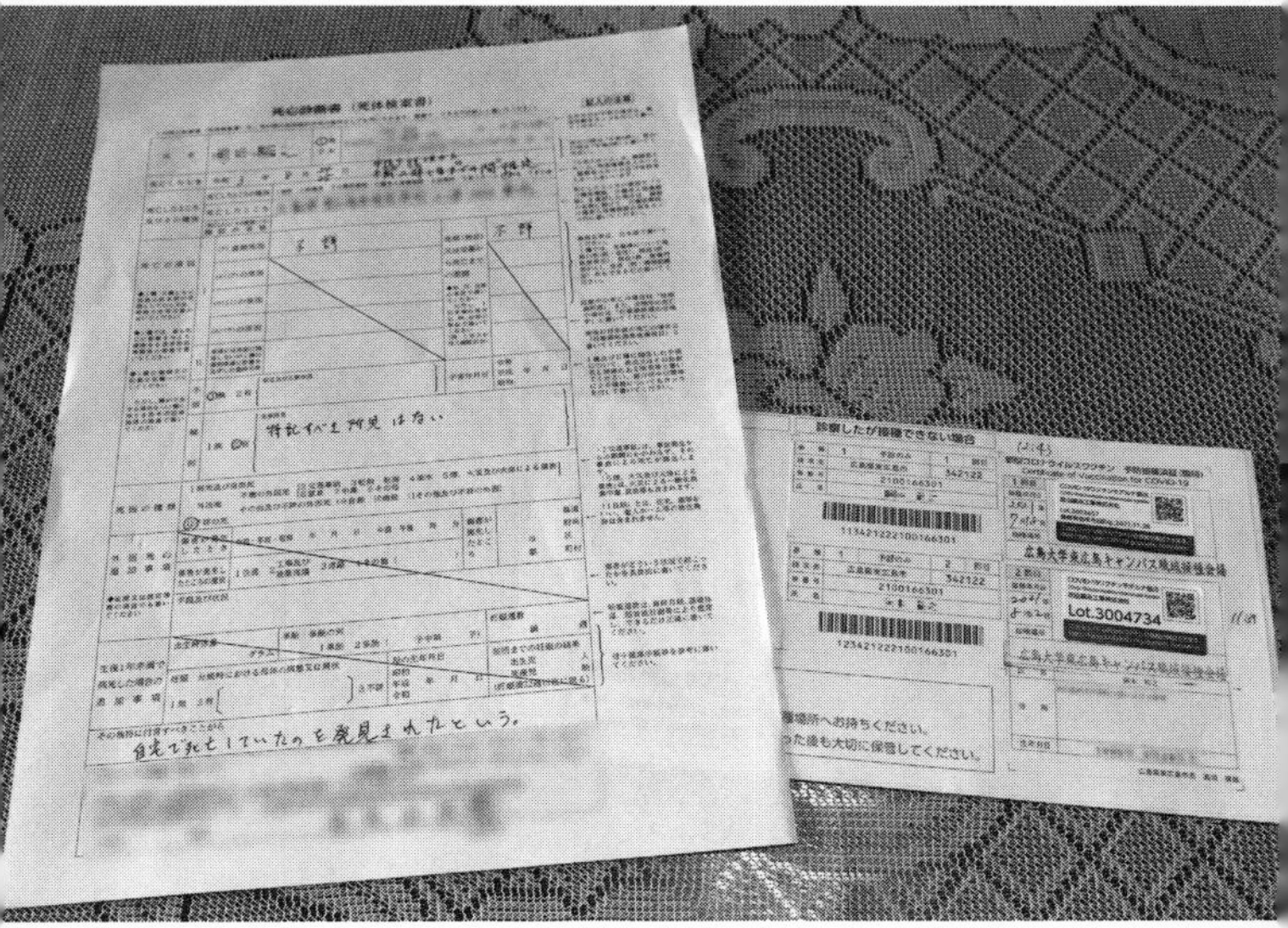


一章

# なぜ、息子は死んだのか？

岡本さんの亡くなった長男の「死体検案書（左／画像の一部加工）」と「ワクチン接種券（右）」。

父子ともに異物混入の疑いがあったロットのワクチンを接種している。photo=共同通信社

## †接種三日後の出来事

むし暑い朝だった。二〇二一年八月二五日、日本海を進む低気圧の影響で、広島県東広島市域はどんよりと曇っていた。新型コロナウイルスのデルタ株が猛威をふるい、前日、全国の重症者数は一九三五人を記録している。六十代の岡本裕二さんは、独居の母の介護で生家にいた。携帯電話の呼び出し音が鳴り、どうしたのかな、と手を伸ばす。

「裕之が大変よ。息をしとらん。帰ってきて！」

妻の切迫した声に血の気が引く。つづら折りの山道を軽トラで下ること十数分。自宅に駆け込むと、三〇歳の長男は二階の自室で倒れていた。時計は七時二〇分を指している。うつ伏せだったせいか、腹部に死斑らしきものが浮かんでいた。懸命に心肺蘇生を試みるが、息子の体は冷たいまま。救急隊も手の施しようがない。

私服の刑事らしき男性に続いて、検視官がやってくる。

「触らないで。この部屋から出てください」と厳しい口調で検視官に命じられ、岡本夫妻は階下におりた。親族を締め出した部屋で現場検証が行なわれた。

酒もたばこものまず、電気機器のメインテナンスの仕事で飛び回っていた息子、サッカーが大好きで、持病はなく、健康そのものだった息子、最愛の息子が、どうしてこんなにあっけなく逝ったのか……。現実をつかもうとしても、気が動転して指の間から思考がこぼれ落ちる。

ただ一つ、気がかりなことがあった。新型コロナのワクチン接種である。

息子の裕之さんは、八月二二日、広島大学東広島キャンパス職域接種会場で、モデルナ製m（メッセンジャー）RNAワクチンの二回目接種を受けた。その夜、高熱が出て、翌二三日は仕事を休む。二四日には熱が下がって出社し、社長と一緒に昼食をとった。夕方、帰宅して七時に母親と夕飯を食べ、九時過ぎには自室に入っている。

が、しかし、翌朝、出勤時間の七時を過ぎても起きてこないので母親が見に行くと亡くなっていたのだった。

突然死は刑事事件のように扱われる。検分を終えた検視官は事務的な口調で、「ご遺体は警察に運びます。司法解剖まで数日かかるかもしれません」と言った。「コロナに罹《かか》っておったかどうかPCR検査をしてもらえませんか」と岡本さんが頼むと、その必要はないと拒まれる。「せめてもう一度、息子を見させてください」と懇願し、黒いシートに包まれた裕之さんの顔を夫婦で覗き込んだ。静かに眠っているようだった。

## †異物混入のロット番号と死亡例

東京・霞が関、厚生労働省が入る中央合同庁舎第五号館は、深夜まで灯《あか》りが煌々とともっていた。パンデミックの発生後、超過労働は常態化している。二〇二一年八月二六日未明、厚労省は衝撃的な発表を行なった。モデルナ製ワクチンで異物混入が報告されたので、一部で接種を見合わせる、異物はモデルナに送って成分を調査中と公表したのである。接種を止めたワクチンのロット番号は「3004667（約五七万回分）」「3004734（約五二万回分）」「3004956（約五四万回分）」の三つ。いずれもスペインの工場で製造されたものだった。即座に「仮に異物がゴム片だとしても、筋肉注射なので血管に詰まるなどのリスクは低い」と厚労省は予防線を張った。

岡本さんは、ロット番号を見て背筋が凍りついた。岡本さん自身が、そして裕之さんも、「3004734」のワクチンを投与されていたのだ。岡本さんが語る。

「ワクチン接種は社会を守るために必要だと思います。推奨する気もちは、いまも変わっていません。反ワクチン派の陰謀論には与《くみ》しない。ただ、少数とはいえ重い副反応が生じます。わたし自身がそうでした。わたしがモデルナのロット番号3004734のワクチンを広島大学東広島キャンパスの職域接種会場で打たれたのは八月一六日。接種券に全部、記録されています。接種後、一気に体温が上がって四〇℃を超えました。脇のリンパ節が腫れて腕が上がらない。意識が飛びそうになるなか、市販の解熱鎮痛薬を飲んでどうにかしのぎましたが、帯状疱疹が出て、倦怠感《けんたいかん》がずっと続きました。半年以上経っても、ときどき疱疹は出ます。裕之が３０００４７３４番のワクチンを同じ会場で接種されたのは、私の一週間後でした。子は両親の遺伝子を半々に受け継いでいますよね。私と息子の間に共通の免疫反応があって、それが副反応として自らの体を痛めつけたのではないか。そう考えると頭がパニックになって食事も喉を通りませんでした」

「なぜ、息子は死んだのか」。岡本さんは真実が知りたい。ｍＲＮＡワクチンは発症予防に優れ、リスクよりもベネフィット（利益）が大きいという。だからこそ副反応のメカニズムを明らかにしてほしかった。だが、警察からの連絡は滞り、悶々として過ごした。

河野太郎ワクチン担当大臣（当時）が異物混入について「現時点で深刻な安全上の問題があるということではない」と述べた一方、厚労省は八月二八日、ふたたびショッキングなプレスリリースを出した。接種を停止した三つのロットのうち、異物が混入されていたのは「３０００４６６７」のみ。「３０００４７３４」と「３０００４９５６」は異物混入の報告はない、とそこまではいい。ところが、岡本父子が投与された「３００４７３４」に関しては接種後に「二件の死亡事例が報告されました」と発表したのである。一例目は接種停止前に判明した裕之さんのケースだ。接種が止められた後、さらに二例目の副反応の疑いによる死亡が報告されていたのだった。

すでにモデルナ製ワクチンは世界四五か国で二億回以上、一億一〇〇〇万人以上に投与されていた。第三者は厖大《ぼうだい》な接種数のわずか二例と思うかもしれないが、限られたロット内での二件だ。当事者の岡本さんは空恐ろしくなった。厚労省とモデルナ製ワクチンの製造販売権を持つ武田薬品工業に直接、電話をして「異物混入ワクチンの安全性を確認してほしい」と訴えた。

### †検案書の内容

異物の混入問題で岡本さんが惑乱していたところに警察から連絡が入る。遺体と、解剖を踏まえた「死体検案書」を八月三一日に引き取るよう指定された。

当日、岡本さんは葬祭業者を伴って警察署に向かった。解剖の結果が記された検案書を読めば死因が明らかになるだろう。もう息子は戻ってこないにしても、若い命がなぜ燃え尽きたのか、せめてその理由を心のなかで伝えて天国に送ってやりたい。署に着くと死体検案書が差し出された。岡本さんは書面に目を落とし、「えっ」と絶句した。

死亡推定時刻――「八月二四日午後九時頃から二五日午前二時頃までの間」。死亡の原因――「不詳」。発病（発症）または受傷から死亡までの期間――「不詳」。解剖――「有」。主要所見――「特記すべき所見はない」。その他特に付言すべきことがら――「自宅で死亡していたのを発見されたという」

ほとんどの項目が空欄の検案書に、解剖をした病理医の署名、捺印があった。

「これは何でしょうか。意味がわからないのですが……納得しようがありません。説明をしてください」と岡本さんは目の前の担当官に申し入れた。自分は検視官ではないので説明できない。いや、自宅で検分に立ち会ったはずだから知っている範囲でかまわないので説明をしてください、と押し問答がつづく。

岡本さんは、葬祭業者に「先に息子を連れて帰ってください」と遺体を自宅に運ぶよう促し、警察署にとどまった。しばらくして担当官の上司が顔を出し、これ以上の説明は不可能です、と駄目を押されて引きさがるしかなかった。

外に出ると、強烈な西日が照りつけてきた。温気《うんき》のこもった自家用車のハンドルを握り、自宅へと急ぐ。死化粧が施された遺体は寺に安置されていた。ひと晩かけて別れを告げ、翌日、荼毘《だび》にふした。四方の山々で、短い一生を燃焼させようと蟬が激しく鳴いている。息子は人生をふりかえる間もなかっただろうと思うと、涙がとめどもなく溢れた。

火葬の煙が空に消えてほどなく、警察から「ご遺体の組織の一部を検体として保管しています。それを広島大学での病理検査に回してもいいでしょうか」と電話が入った。岡本さんは死因の解明を期待して「お願いします」と応じる。息子が亡くなった理由を知りたい一心だった。失意の底で次から次へと予想外の事態が起きる。目の前の景色は移り変わっていくのに時間は止まったままだ。ワクチンに混入した異物が気がかりだった。

## †副反応疑いの救済制度

九月一日、厚労省は、国内でのモデルナ製ワクチンの輸送、保管、配送と供給を担う武田薬品工業の「使用見合わせロットにおける異物混入に関する調査結果」をもとに次のような内容のプレスリリースを出した。

・混入した異物は、製造機器の破片（ステンレス）であること。

・ステンレスは、心臓の人工弁や金属製のステープルなどの医療機器に使用されており、極めて小さな粒子状の金属が仮に筋肉内に注入された場合でも医療上のリスクが増大する可能性は低い。

・当該ロットについては、九月二日から回収する予定。

国は異物混入問題に慌てて幕を引こうとしているようだった。ステンレスの金属片は体に害を及ぼさないにしても、ならば、どうして接種の三日後に息子は絶命したのか。原因を知りたい。厚労省からも武田薬品工業からも岡本さんには何の返事もなかった。愛息を喪《うしな》った父の「真実」を追究する孤独なたたかいが始まった。

九月一〇日、死亡例はさらに一件、追加された。異物混入疑いワクチンの接種後に亡くなったのは、三〇歳の裕之さん、三八歳男性、四九歳男性の三人になった。三八歳男性は、解剖の結果、致死性不整脈が死因の可能性があるが接種との因果関係は不明と発表される。裕之さんと四九歳の男性の死因は不詳のまま月日が流れた。

ファイザーやモデルナが開発したｍＲＮＡワクチンは、新型コロナ感染症対策を劇的に変えた。ＷＨＯ（世界保健機関）のテドロス事務局長は、二〇二一年暮れに「世界中で八五億回以上のワクチンが接種され、何百万人もの命が救われた。新しい治療法が開発されており、それを利用する機会が劇的に増え、亡くなる人の数は減るだろう」とメッセージを出している。世界中の国がワクチン接種を推奨し、激しい争奪戦をくり広げた。日本も厚生労働省健康局健康課予防接種室が調達実務を担い、大量に確保した。

ただ、頻度は少ないとはいえ、重篤な副反応は必ず起きる。人間の免疫は極めて多様、複雑で未知の領域が広がっているからだ。この少数被害への政府や製薬会社の対応次第で「安全・安心」が揺らぐ恐れがある。

厚労省は、ワクチンの副反応による健康被害に対し、二つの仕組みで臨んでいる。

まず、予防接種法施行規則第五条などにもとづく「副反応疑い報告制度」によって医療機関や製薬会社から事例の情報を集めている。一つひとつの副反応疑い報告は、PMDA（独立行政法人医薬品医療機器総合機構）に送られ、有害事象とワクチン接種の因果関係について、「否定できない（認める）＝α」、「認められない＝β」、情報不足などにより「評価できない（評価不能）＝γ」のいずれかに判定される。副反応疑い死亡報告事例の、じつに九九％以上がγ判定だ。評価を受けた報告事例は厚労省に上げられ、厚生科学審議会予防接種・ワクチン分科会副反応検討部会の公開資料にリストアップされる（https://www.mhlw.go.jp/stf/shingi/shingi-kousei_284075.html）。

副反応検討部会は、定期的に動向を審議し、総合的な安全性への意見を出す。たとえば

「ワクチン接種によるベネフィットがリスクを上回ると考えられ、ワクチンの接種体制に影響を与える重大な懸念は認められず」とお墨付きを与え、接種が継続される。

もう一つの仕組みは、予防接種法第一五条にもとづく「予防接種健康被害救済制度」である。こちらは健康被害者を「迅速に幅広く」救う目的で創設されている。本人（死亡の場合には親族ら）が市町村窓口に補償を申請し、都道府県を経由して国に取り次がれる。その後、厚労省の疾病・障害認定審査会で一件ずつ救済の認否が審議され、厚労相が最終判断を下す。事実上、審査会で救済されるかどうかが決まる。救済が認められれば、障害年金や死亡一時金（四四二〇万円）などの補償が行なわれる。認定に際して「厳密な医学的な因果関係までは必要とせず、接種後の症状が予防接種によって起こることを否定できない場合も対象とする」（二〇二一年一二月九日「新型コロナワクチンに係る健康被害救済について」）と厚労省は審査方針を掲げている。

岡本さんは、この救済制度に則って二〇二一年九月一三日付で「死亡一時金請求書」と「葬祭料請求書」を東広島市の新型コロナウイルス対策室に出した。死体検案書も添える。息子の死因の一端でもつかめればと行動を起こしたのである。

すると、書類が足りない、と返事がきた。被害救済を審議する市の会合は月に一度しか開かれない。ひと月以上経って、裕之さんの直近の健康診断書類があれば出してほしいと言われ、二年前の「健康診断結果報告書（定期健康診断）」と心電図などを提出した。それでも「この状態で申請しても無理だろう」と対策室の担当者は二の足を踏む。接種と死亡の因果関係を証拠づけるものを欲しがっていた。「まだ足りないのですか」と聞くと、「検体の病理検査をしているそうですね。その結果があったほうがいい」と要求される。

だが、広島大学の病理検査の結果がいつ出るのかつかめなかった。二〇二二年四月、岡本さんが苦衷《くちゆう》を私に吐露した。

「警察が広島大とやり取りをしているので、わたしが直接、担当の病理医とお話しすることはできないんです。当初、結果が出るまで二、三か月かかると言われました。まだか、まだかと待ちわびて警察に問い合わせると、一年かかる、一、二年かかる、とその後、どんどん延びている。早く結果を知りたいけれど、こちらは検査をお願いしている身ですから、無理に強く要請するわけにもいかず……。厳しい状態です。申請は市の窓口で止まったままです」

裕之さんが亡くなって八か月が過ぎても何の手がかりもなかった。接種と死亡の因果関係をめぐって目に見えない巨大な壁がそそり立っていた。

## †陰謀論と必要論

いま、新型コロナワクチンの副反応疑い死について語ろうとすると、とても窮屈な空気につつまれる。突然、人が亡くなれば、親族は強い衝撃を受ける。ましてワクチン接種の直後とあれば、なぜ、どうして、ああすればよかった、こうすればよかった、と遺族は悩み苦しむ。そうした事実をもとに語ろうとしても、友人でさえ「危険さを煽《あお》って、反ワクチン団体の陰謀論に加わるの？」と色眼鏡で見る。反ワクチン派は「それみたことか、接種は悪だ。絶対に打たせるな」と全否定していきり立つ。ワクチンを打つか否かの選択を前に、「安全か、危険か、旗色を鮮明にせよ」と言外に迫られるのである。人の死は、そう単純化できるものではなく、かなり複雑なのだが……。

ワクチン接種の判断は、小児はともかく、成人は本人の意思にかかっている。限られた情報のなかで利益とリスクを勘案して本人が決めれば、他人がとやかく言う問題ではない。ところが反ワクチン派のなかには、接種イコール悪と決めつけ、接種会場に乗り込んで妨害する集団まで出現した。しかも過激な行動がカルト的妄想に根ざしているところに現代社会の病理が表れている。一例をあげよう。

「一般社団法人神真都（やまと）Q会」は、二〇二二年一月に東京の渋谷・原宿・新宿で一〇〇〇人規模のワクチン反対デモを行なった。彼らは、「コロナワクチンは人類の遺伝子を変異させるためのもの」「ワクチンに放射性物質が入れられている」「ワクチン接種は人口削減計画のひとつ」「殺人行為」あげくは新型コロナ感染症の流行も含めて「影の政府（ディープステート）が仕組んでいる」と陰謀論をかきたてる。

四月七日、同会のメンバーは、子どもにワクチン接種をしていた東京都内のクリニックに入り、「ワクチン接種は犯罪行為」と大声を発して接種を妨害。建造物侵入容疑で四人が警視庁公安部によって現行犯逮捕された。その後、会のリーダーの元俳優も逮捕される。さらには時間をさかのぼって三月二九日に東京都新宿区のワクチン接種会場へ押しかけて接種を中断させていたことで、リーダーを含む五人が再逮捕。三月一五日の東京ドーム内の集団接種会場への建造物侵入も立件され、八人が検挙されている。

警視庁公安部がマークする同会のサイトには「神真都Q会結成宣言」と称して、次のようなメッセージが掲げられていた。

「我々はこれまで永きに亘り支配されてきた悪の権化イルミナティ、サタニスト、DSグローバル組織、最悪最強巨大権力支配から『多くの命、子どもたち、世界』を救い守る為、自らの命をかけ活躍して頂いた偉大なる先駆者達偉大なるドナルド・トランプ大統領をはじめ、多くのホワイトハット、Q、HERO'Sたち、世界中の光輝く素晴らしい方々が切り拓いてくださった光の神道を、心からの感謝と敬意と勇気をもって『同じ真意、神威、目的』を掲げ、Qと云う同じ1つの光の旗のもと集い善なる光のQ活動を健全に行うものと宣言します」(原文ママ)

Qとは、米国の極右団体が唱える陰謀論に基づく政治活動「Qアノン」をさしており、同会は日本の分派といわれるが、あまりに荒唐無稽で論評のしようがない。政治や経済にかかわる権力者への不満や恨みが匿名性の高いネット空間で増幅され、カルト的なコミュニティが生まれたようだ。彼らにとって、政府が巨大製薬会社と連携して社会防衛のために行なうワクチン接種は手の届く身近な標的だったに違いない。

しかし、妄想めいたルサンチマンの矢をいくら放っても暴論として排除される。むしろ社会防衛を受け入れつつ、その不備を改める方向でワクチンの「安全・安心」を問わなくては実効的ではないだろう。副反応問題を、接種への「賛成」「反対」の二項対立で引き裂くことなく、被害者を救うには地道な制度的議論の積み重ねが求められている。

だから、副反応疑い死を語る大前提として、感染症のパンデミックから社会を守るためにはワクチンも必要だと言っておきたい。反ワクチン派には同調しない。実際に自分も三度の接種を受け、二回目、三回目の後は高熱が出た。自らの体内で、感染や重症化を防ぐ免疫力がどの程度、高まったのかは実感できないにしても、家族やまわりの人のためにも接種は不可欠だったと思う。接種の利益とリスクについては後述するが、社会的には利益のほうが大きいと現段階では受けとめている。

### †「副反応は起きる」という前提

しかしながら、大多数の人にとって発熱や痛み、疲労感で終わる副反応が、一部の人には死亡や後遺障害などの重篤な健康被害をもたらすのも事実だ。東広島の岡本さんのケースは、その典型例と思われる。ワクチンによる有害事象の発生率は社会全体では低くても、それは必ず起きる。人の免疫は多様で個人差が大きい。現代の科学技術では、重い副反応が現れる人を前もって見つけ、接種対象から外すのは難しい。接種前の問診で過去のアレルギー反応の有無や体調を聴くぐらいでは個人の免疫にひそむリスクはわからない。確率は低くても重い副反応は必ず生じるのである。

とするならば、二〇二一年五月以降「一日に一〇〇万回の接種」とときの総理大臣（菅義偉）が旗を振り、政府を信じて接種した人が副反応を伴って亡くなったり、障害を負ったりしたら救済されなくてはならない。国は、薬事承認したワクチンで国民の健康を損なわせたら責任を問われる。

もしも副反応の被害者を社会防衛の「生贄《いけにえ》」にして顧みなければ、日本という国は忌まわしい全体主義の国家統制の時代に逆戻りする。それほど重要なテーマをはらんでいる。

かつて、国は予防接種を「国民の義務」とし、違反者には罰金を科した。戦後も、罰則つきの義務規定が設けられ、学校では集団接種が行なわれる。接種後に子どもが死んでも「特異体質」のひと言で片づけられた。

厚生省（現厚生労働省）の官僚と周辺の医学者たちは、副反応被害が疑われる死亡例を「無過失予防接種事故」と呼んで放置した。彼らは「技術的には何の過失も認められず、認められるのは薬そのもののやむを得ない毒性と、患者の特異体質だけだと強弁」したという（『私憤から公憤へ　社会問題としてのワクチン禍』吉原賢二著）。官僚たちは少しでも危険さを認めれば国民が予防接種を受けなくなると懸念し、有害事象を隠したのである。現在の「窮屈な空気」にもこの統制的思考の断片が浮遊している。

転機は一九七〇年代だった。天然痘やインフルエンザ、腸チフスなどの予防接種事故で子どもを喪った親、子どもに重い障害が残った親たちが被害者の会を立ち上げて国に働きかけ、一九七六年に前述の予防接種健康被害救済制度が設けられる。その後も、被害者は、予防接種禍集団訴訟で国を相手に二〇年以上もたたかい、現在の救済の形が整った。

そこに新型コロナウイルスのパンデミックが襲いかかる。世界的大流行は、さまざまな面で従来の常識を覆した。感染症への対策としては過去に例のない、遺伝子の一部を人工的に合成したmRNAワクチンが人体に投与される。しかも前例がないほど膨大な量を、くり返し打つ。いわば壮大な社会実験が行なわれているのだ。

その渦中で、現実に副反応による健康被害はどのように生じ、国は接種と死亡の因果関係をどう評価しているのか。被害の救済、補償は、先人の勝ち得たしくみどおりに行なわれているのだろうか。確率は低いとはいえ、誰でも副反応の被害を受ける恐れはあり、他人事ではないのである。微力とはいえ、全体主義的な統制の時代への逆行を防ぎたい。そうした願いを込めて副反応疑い死について語っていこう。

## †効果のエビデンス

それでは、データに基づいて副反応問題を俯瞰してみよう。まず、ファイザー製のmR

NAワクチンを例にとって、利益とリスクに触れておく。利益を端的に表すものは有効性＝感染や発症、重症化の予防効果だ。ファイザー製ワクチンの発症予防効果は、薬事承認前の臨床試験によって、初回接種から約三週間あけて二回接種した場合、約九五％（一六歳以上）と公表されている。

この臨床試験は、米国、ドイツ、トルコ、ブラジル、アルゼンチン、南アフリカの六か国で行なわれた。ワクチンを接種した群と、プラセボ（偽薬＝生理食塩水）を接種した群に分け、二回目の接種後七日以降に発症（発熱や咳、息切れ等、感染が疑われる症状が一つ以上あり、PCR等の核酸増幅検査で陽性）した人数を比較している。

具体的にみると、新型コロナ感染歴のないワクチン接種群一万八一九八人のうち発症したのは八人。同じく感染歴のないプラセボ接種群一万八三二五人のなかの発症者は一六二人だった。接種者数はほぼ同数なので、偽薬なら一六二人が発症するところを、ワクチンを打って八人に抑えられたと推量できる。一六二：八≒一〇〇：五。つまり、何もしなければ一〇〇人発症するが、ワクチン接種で九五人の発症を抑えたと解釈し、発症予防の有効率九五％というわけだ。また、新型コロナの感染歴の有無を問わない約二万人ずつのワクチン接種群とプラセボ接種群を比べても、有効率は九四・六％とはじきだされている。

他社のワクチンも臨床試験の段階で、モデルナ製（国内販売元は武田薬品工業）の有効率は九四％、アストラゼネカ製が約七〇％、武田社が薬事承認申請したノババックス開発ワクチンが約八〇〜九〇％とされる（厚労省「新型コロナワクチンの有効性・安全性について」）。

では、効果の持続期間はどうだろう。臨床試験後の追跡調査で、ファイザー製は二回目接種後二〜四か月で発症予防効果九〇・一％、四〜六か月では同八三・七％（『ニューイングランド・ジャーナル・オブ・メディシン』〈NEJM〉二〇二一年九月一五日付）、モデルナ製は二回目接種後二〜四か月で同九四％、四〜六か月では同九二・四％（NEJM二〇二一年九月二二日付）と海外の医学者たちが報告している。mRNAワクチンは、その有効率の高さから画期的な技術革新と賞賛を浴びた。

しかし、実際に接種が始まると、新型コロナウイルスが武漢型からアルファ型（初検出国イギリス）、東京型（同日本）、ベータ型（同南アフリカ）、ガンマ型（同ブラジル）、デルタ型（同インド）、そしてオミクロン型（同南アフリカ）と、ワクチンの予防網をすり抜けるように変異をくり返し、有効性に陰りが生じる。感染予防の効果は、「図表1：ワクチン接種歴別の新規陽性者数（2022年8月22〜28日、第98回新型コロナウイルス感染症対策アドバイザリーボード）」をご参照いただきたい。驚くことに世代によっては未接種者のほ

| | 未接種 | 2回目接種済み（3回目接種済みを除く） | 3回目接種済み |
|---|---|---|---|
| 0～11歳 | 1113.0 | | |
| 12～19歳 | 864.0 | 903.9 | 647.1 |
| 20～29歳 | 981.3 | 1016.2 | 896.8 |
| 30～39歳 | 760.6 | 961.5 | 825.2 |
| 40～49歳 | 558.3 | 850.7 | 700.6 |
| 50～59歳 | 947.4 | 737.5 | 576.9 |
| 60～64歳 | 498.3 | 659.8 | 479.0 |
| 65～69歳 | 194.9 | 584.7 | 379.5 |
| 70～79歳 | 378.0 | 482.8 | 290.9 |
| 80～89歳 | 12057.9 | 511.8 | 297.4 |
| 90歳以上 | − | 640.8 | 468.9 |

**図表1**：ワクチン接種歴別の新規陽性者数（2022.8/22～8/28）。第98回新型コロナウイルス感染症対策アドバイザリーボード（2022年9月7日）より。各セルの数字は、10万人あたりの新規陽性者数を示す

うが二回目接種済み、三回接種済みの人よりも感染率が低いデータが示されている。

二〇～四九歳、六〇～七九歳の層では、未接種者のほうが二回目接種済み者（三回目接種済み除く）よりも感染者が少ない。三〇～四九歳、六五～六九歳の層では未接種者のほうが三回接種済み者よりも感染者は少ない。オミクロンBA.5型に対してワクチンの効果をどうとらえればいいのか。厚労省サイトの「新型コロナワクチンQ&A」で、「オミクロン株にも追加（3回目）接種の効果はありますか」という質問に対し、「オミクロン株に対する初回（1回目・

2回目）接種による感染予防効果や発症予防効果は、デルタ株と比較して低下するものの、3回目接種により一時的に回復することが示唆されています。入院予防効果も、デルタ株と比較すると一定程度の低下はありますが、発症予防効果と比較すると保たれており、3回目接種で回復することが報告されています」

と、回答している。発症と重症化の予防効果はあるというわけだ。その根拠をこう掲げる。

「オミクロン株に対する発症予防効果については、英国健康安全保障庁（UKHSA）の報告（2022年4月21日時点）によると、ファイザー社及びモデルナ社のワクチンではデルタ株より低く、2回目接種から2～4週間後は65～70％であったところ、25週間後までには15％程度に低下することが示されています。ここで、3回目接種により、その2～4週間後には発症予防効果が60～75％程度に高まり、一時的に回復することが示唆されています。ただし、20週後以降はその効果がほぼ見られなくなるまで低下したというデータもあり、効果の持続期間については、引き続き科学的知見を収集していく必要があります」

「オミクロン株に対する入院予防効果については、ワクチンの種類毎に解析はなされていないものの、3回目接種から105日以降では、18～64歳で67・4～75・9％、65歳以上で85・3～86・8％というUKHSA（英国健康安全保障庁）の報告や、3回目接種後の発症予防効果や入院予防効果は、オミクロン株BA.1とBA.2に対して同様であったとの報告もあります」

厚労省の有効性のエビデンスは、海外の調査・研究に頼り切っているようだ。

## †リスクと安全性は?

では、ワクチンのリスク、安全性についてはどうだろう。

各ワクチンのメーカーは、海外、国内の臨床試験で、接種一回目と二回目の有害事象の「発現割合」を示している。有害事象は「局所性(注射部位の疼痛《とうつう》や腫《は》れなど)」と「全身性(発熱、疲労、頭痛、下痢、嘔吐、筋肉痛など)」に分けられ、ファイザー製の国内臨床試験では、三八℃以上の発熱が一回目に一四・三%、二回目で三二・八%、頭痛は一、二回目とも三〇%以上となっている。モデルナ製は、一回目の発熱が二%と低いが、二回目には四〇・一%と急増している。こうした治験を踏まえて、国はワクチンの薬事承認をし、二〇二一年二月から医療従事者への先行接種を始めた。その後、高齢者、現役世代、子どもへと接種は広がり、加速していった。

じつのところ高い有効率に押され、安全性に関しては見切り発車だったことは否めない。

接種が始まってから副反応の情報が出てきた。英国の医薬品・医療製品規制庁（ＭＨＲＡ）は、二〇二一年三月末までに実施されたアストラゼネカ製ワクチン二二〇〇万回接種で、七九人が血栓症を発症、一九人が死亡と公表した。欧州薬品庁（ＥＭＡ）は、二一年四月四日時点で、アストラゼネカ製の三四〇〇万回接種で、脳静脈洞血栓症（ＣＶＳＴ）一六九件、内臓静脈血栓症（ＳＶＴ）五三件の発生報告を発表。ＥＵ内に衝撃が走り、デンマークはアストラゼネカ製の使用を止めた。

ファイザー製ワクチンはどうか。当初、ファイザーは有害な副反応の治験データをオープンにしていなかった。だが、透明性を求める公衆衛生と医療の専門家による非営利組織ＰＨＭＰＴが、ファイザー製ワクチンの使用を許可した米国食品医薬品局（ＦＤＡ）に情報開示を求め、固い扉に手をかける。ＦＤＡが開示を拒むと、ＰＨＭＰＴは米国テキサス州の地方裁判所に開示請求の訴訟を起こす。ＦＤＡは「関連データは約四五万頁もあり、開示に七五年かかる」と抗《あらが》うが、裁判所は「行政の過度の秘密主義は陰謀論を助長し、国民の政府への信頼を低下させる」と却下。ＦＤＡにワクチンの緊急許可に要した一〇八日以内の開示を命じた（https://phmpt.org/）。

その結果、二〇二〇年一二月一日から二一年二月二八日までにファイザーに報告された副反応とみられる有害事象が白日の下にさらされた。総接種回数は非開示ながら、四万二〇八六件の有害事象報告が届いている。そのうち死亡が一二二三件、調査時点で未回復一万一三六一件、後遺症が残る回復五二〇件、不明九四〇〇件、回復は一万九五八二件だった。わずか三か月でこれだけの有害事象が発生していた。

## †インフルエンザの一〇〇倍以上の死亡報告

目を国内に転じると、接種の開始と同時に前述の「副反応疑い報告」のシステムが稼働し、データが厚労省に集まってきた。くり返すが、この制度は、現場の医師や医療機関、製薬会社に副反応が疑われる事例の報告を義務づけている。全国的なモニタリングのシステムだ。医師は専用の報告書式に副反応が疑われる患者の症状の概要や程度、転帰、該当する病名などを記入し、ＰＭＤＡ（独立行政法人医薬品医療機器総合機構）に伝えなくてはならない。

厚労省は、報告に際して、予防接種につきもののアレルギー症状の過敏反応「アナフィラキシー」とともに「血小板減少を伴う血栓症（ＴＴＳ・血栓塞栓症を含む）」と「心筋炎・心膜炎」の注意喚起をし、これらの病症には特別な調査票の提出を医師に求めている。

つまり厚労省自身、アナフィラキシーと血栓症、心筋炎・心膜炎の副反応リスクを警戒し、目を光らせているのだ。

医師から副反応疑い報告を受けたPMDAは、前述したように事例ごとに情報をまとめ、接種と副反応の因果関係を評価する。「否定できない（認める）＝α」、「認められない＝β」、情報不足などにより「評価できない（評価不能）＝γ」と判定し、事例は厚労省厚生科学審議会予防接種・ワクチン分科会副反応検討部会の公開資料にリストアップされていく。

二〇二二年九月四日時点で、ファイザー、モデルナ、アストラゼネカ、武田（ノババックスから製造移管）すべてのワクチン一回目から四回目の総接種回数は三億一四五〇万九〇五二回に達している。このなかで、副反応疑い報告としてPMDA経由で厚労省に届いた有害事象は三万四八二八件。そのうち死亡、障害、入院などの「重篤」なケースが七七九八件を占める。その九九％以上が、評価不能の「γ」判定にされている。

重篤のなかの死亡例は、ファイザー製一六六八件（一一歳女児含む、一〇〇万回当たり七件）、モデルナ製一八四件（同二・四件）、アストラゼネカ製一件（同八・五件）、武田／ノババックス製一件（同五件）の計一八五四件。一見、死亡の頻度は低いようだが、季節性インフルエンザのワクチンでは二〇一五〜一九年の五シーズンで副反応疑い死はわずか一五例（同〇・〇五八件）しか報告されていない。新型コロナワクチンは、インフルエンザの一〇〇倍以上の死亡報告を招来している。しかも報告した医師（接種医・主治医・解剖医など）が因果関係の「関連あり」とした事例は二二九件に上るが、すべてがγ判定だ。

後章で、接種と副反応の因果関係について、さらに深く、探っていきたい。

副反応疑い報告と並ぶ、もう一つの仕組み「健康被害救済制度」の運用状況はどうだろう。二〇二二年一一月七日の審査会で発表されたデータによれば、被害者が自治体の窓口に補償の申請をし、都道府県を経て国が受理した総件数は五〇一三件に上る。このうち補償請求が認められたのは一一一七件。その多くがアナフィラキシーに類する症例で、認定された患者には医療費や医療手当が支給されている。逆に因果関係なしと審査会でみなされ、否認されたのは一〇一件。判断保留が二八件となっている。

もちろん総件数にはワクチン接種後、本人が亡くなって遺族が「死亡一時金」「葬祭料」を請求したケースも含まれている。その数は公表されていないが、独自調査で、四一八件と確認できた。新型コロナワクチン副反応での死亡補償の認可は、長い間、ゼロだった。二二年七月二五日の審査会で初めて、九一歳女性の死亡一時金・葬祭料の請求が認められる。女性は急性アレルギー反応と急性心筋梗塞で亡くなった。脳虚血発作、高血圧症、心肥大の基礎疾患があり、接種と死亡との因果関係が「否定できない」と判断された。その後、九月九日に九一歳男性と七二歳男性の死亡一時金も認められた。病名は「間質性肺炎急性増悪」と「血小板減少性紫斑病・脳出血」だ。一〇月一七日に「免疫性血小板減少症の疑い・脳静脈洞血栓症」で死亡した七二歳男性の一時金支給が認定される。さらに六人の死亡一時金の支給が認められた。

しかし、一〇件の死亡補償の後ろには四〇〇件以上の請求が続いている。これまでに国が審査した死亡例は一九件で、八件が保留のままだ。審査が遅れているのは、大量の申請件数に対して、厚労省のマンパワーが足りず、処理が進まないからでもある。

保留案件には、二六歳で亡くなった女性の例も含まれている。九一歳に死亡一時金が支払われ、二六歳が保留というのはわかりにくい。働きざかりの若い世代への補償こそ、急がれるのではないかとも思うが、感染症・予防接種審査分科会は「審議結果」を厚労省サイトで発表するのみ。審議プロセスの討論や、認定・否認の理由は一切、開示していない(https://www.mhlw.go.jp/stf/shingi/shingi-shippei_127696_00001.html)。審査に外部からの影響が及び、圧力が加わるのを徹底的に排除している。とはいえ、透明性という点では、完全にブラックボックスである。四人の高齢者の死亡一時金認可で救済に光がさしたと言っても、ほの暗い灯にすぎない。

## †窓口から先のブラックボックス

こうした状況に、国会でも健康被害救済の遅れが問いただされた。二〇二二年三月八日参議院内閣委員会、共産党の田村智子議員は、「新型コロナウイルスワクチンは、過去に経験のない規模とスピードで接種を進めているだけに、被害を受けたと考える方への対応がどうなっているのかを把握して、問題があれば速やかな是正が求められます」と口火を切り、死亡事例の審査数の少なさを指摘。「死亡事案への対応が余りにも実態から乖離《かいり》しているように思えるんですが、いかがでしょうか」と厚労省に質した。

答弁に立った島村大厚労大臣政務官は、「副反応疑い報告制度と、予防接種の健康被害制度は違うということをまず御理解していただきたい」と数字の隔たりを正当化し、こう語った。

「(健康被害救済制度の窓口である)市町村は、請求のための資料を整理の上、医学的判断をするのではなくて、資料さえそろえば国に進達していただき、疾病・障害認定審査会において、これは国です、国において医学的、科学的知見をふまえた上で、因果関係の認定のための審査が行われます」

何気ない物言いのようだが、重要なポイントに触れている。救済申請における市町村の役割だ。島村政務官は、市町村は医学的判断をせず、申請の資料を提出してくれれば、国が審査を行なうと制度のあらましを解説している。さらに国の対応を次のように説いた。

「申請に当たっては、関連法令等に定められている書類を提出していただければ、これは国に上がっていきます。そして、円滑に請求が行われますよう、今、国としましては手引や厚労省のホームページで詳細に申請のことをお示しさせていただいています。が、それでも市町村が、この申請者から上がっている書類が難しいと思う場合には、個々にしっかりと回答をさせていただいております」

だが、自治体の窓口では、そうなってはいない。市町村の「医学的判断」が申請者を振り回しているのだ。真実を究明したい岡本さんも、二〇二一年九月、東広島市に救済の申請をしようとした。息子の裕之さんの副反応疑い報告は、γ判定、死因不明のままなので真実に近づきたいと、健康被害救済を申し出たが、書類不足で足止めを食っている。

自治体の職員自身が、「副反応疑い報告」と「健康被害救済」を混同しているきらいもある。別の副反応疑い死亡例をご紹介しよう。

## †二八歳男性の副反応疑い死亡例

五十代の大谷義男・道子（仮名）夫妻は、ひとり息子の隆（仮名）さんをファイザー製mRNAワクチンの二回目接種の三日後に亡くした。享年二八。有名大学を卒業して公共団体に就職し、そろそろ実家を離れて一人暮らしを、と引っ越しの準備をしていた矢先に、隆さんは黄泉へと旅立った。

隆さんが、地元の病院でファイザー製ワクチンの二回目の接種を受けたのは二〇二一年九月二一日だった。翌二二日の朝、発熱し、母親の道子さんが用意した水枕を頭にあてがって寝る。夕方、熱が下がった。大谷家は母屋に両親、離れの小部屋で隆さんが起居していた。二三日は秋分の日で仕事が休みだった。休日はのんびり過ごしたいのと、道子さんの家事負担を軽くするためもあって隆さんは独りで食事をとる。昼前に車で買い出しに行き、離れの庭でバーベキューを楽しんだ。日が暮れて一九時ごろから近所のホームセンターに出かけ、冷蔵庫やレンジ、ガスコンロや湯沸かし器を買いそろえ、二一時に帰宅する。

二二時半、隆さんが母屋のシャワーを使っている音を道子さんが聞いている。

二四日の朝六時半、父親の義男さんはいつものように車で出勤した。七時には隆さんが母屋のダイニングにくるはずなのに現れない。道子さんが離れに起こしに行く。隆さんはベッドの上で正座をしたまま前に突っ伏していた。

「どうしたの。もう七時だよ。遅刻するよ」と声をかけても返事がない。「ねぇ、どうしたの」と体に触れて道子さんは肌が粟立った。冷たい。身長一七二センチ、体重八一キロの隆さんの体を起こそうとしたが、動かない。すぐに救急車を呼び、義男さんに電話した。

義男さんが車をUターンさせて帰宅すると、救急隊がベッドの横にたたずんでいた。「早く救命の措置をしてください」と急かせると、「ごめんなさい。もう手遅れです。心肺停止の状態です。警察を呼びます」。義男さんは愕然とした。

検視官が来て、八時半に現場検証が始まる。警察官は隆さんの健康保険証番号から病院への通院歴を調べ、担当の医師に事情を聞く。毎年受けていた健康診断のデータを産業医から取り寄せ、検視官の目の色が変わった。

隆さんは二〇一九年五月の健診で、心電図の異常所見があり、不整脈が生じるブルガダ症候群の疑いを指摘されていた。軽度の肥満で、高めの血圧（一三九〜九二）、肝機能、尿酸値（痛風）でも異常がみられ、定期的な検査による経過観察を薦められている。

その後、隆さんは二〇二〇年三月、二一年六月に診療所で心電図検査を受け、いずれも正常。いわゆる「ぽっくり病」の原因とされるブルガダ症候群の疑いは薄れたようだ。

しかし、高血圧、中性脂肪、コレステロールの数値は、二〇年八月、二一年六月の健康診断でも異常を示す。コロナ禍のストレスも影響しているのだろうか。隆さんは薬の服用と生活習慣の改善に取り組み、二一年八月、九月の検査では中性脂肪一五五（正常値三〇〜一四九）、血圧は一三四〜八一と正常値へあと一歩までこぎつけていた。


大谷家での現場検証は山場を越え、昼ごろに遺体運搬車両が到着した。検視官は、死因を「生活習慣病」と仮定し、検案のために遺体をK病院に運ぶ。大谷夫妻は、同行できず、警察からの連絡を待つばかりとなる。

K病院は四二病床の「療養型の入院施設」である。ごくふつうの小さな病院だ。院長は法医学や病理学の専門知識を持つ医師ではなく、一般の内科医から選ばれた警察医だった。監察医制度のない道府県では、警察医が異状死体の検案を行なう。事件性があると判断されれば司法解剖が行なわれるが、そうでなければ、外表所見から死因を推定し、死体検案書が作られる。K病院長は、解剖をせず、死体検案書の「直接死因」に「虚血性心疾患」と書き込んだ。「死亡の種類」は「病死及び自然死」と記す。

午後四時ごろ、警察からの連絡を受けて大谷夫妻は署に出向き、死体検案の報告を受けた。虚血性心疾患とは、動脈硬化が進んで冠動脈が狭窄《きょうさく》して心臓への血液の流れが悪化し、血管が詰まったりして起きる障害の総称だ。簡単にいうと心筋梗塞である。わが子が心筋梗塞で死んだと聞き、「まだ二八歳ですよ」と父親の義男さんは聞き返す。「息子は、コロナのワクチンを三日前に打ったばかりなんです」と母親の道子さんが言う。

「ご遺族が納得いかなければ、行政解剖もできます。ただ、ご遺体が戻るまで一、二週間かかります。解剖後はご遺体の保存が保証できません。率直に申せば、原形を留めない。それに解剖しても、死亡原因が特定できない場合もあります。コロナのワクチン接種の影響もね、判断できない可能性がありますよ」

警察官は、解剖のマイナス面ばかり並べ立てる。暗に解剖をしても無駄だと言っているようだ。大谷夫妻は、「わかりました。息子を家に連れて帰ります」と遺体を引き取った。夕方、自宅に遺体は戻り、親族だけの密葬の後、火葬された。

なぜ、息子は死んだのか。夫妻は、先の見えない煩悶にとりつかれた。義男さんは、一〇月五日、隆さんが心電図の検査を受けた診療所を訪ねた。院長と面会し、前回の診療では「不整脈の症状は見られなかったので治療には至りませんでした」と言質をとる。ワクチンの副反応の可能性を問うと「断定できません。接種開始から半年では事例がまだ少ないですから」と院長は答えた。ちなみにこの時点で厚労省にはファイザー製一一九八件、モデルナ製三五件の副反応疑い死亡報告が届いている。

翌六日、夫妻は警察署に行き、担当官に、検案をしたK病院長から直接、死因について話を聞きたいと頼み込んだ。担当官を通じて「多忙なので、面談できるのは最短で一〇月二七日」と指定される。K病院長に会えるまでの三週間がとてつもなく長く感じられた。

その間、道子さんは「息子が死んだ原因を知りたい」と厚労省、県に問い合わせ、市の健康推進課予防接種係を紹介された。担当の職員は、道子さんに「健康被害救済」の申請を行なうよう奨め、必要な資料を送ってきた。そこにはK病院長に同封の「副反応疑い報告書」を作成してPMDAにファクスするよう直接依頼してください、と指示してあった。

そして、K病院長宛ての封書には「貴院を受診された患者様に新型コロナワクチン接種後の副反応が疑われる場合」には「副反応疑い報告書」を作成し、PMDAにファクスを、と添えてある。読者はもうお気づきだろう。窓口の自治体職員は、「健康被害救済」と

「副反応疑い報告」を完全に混同している。

### †因果関係の証明をだれがするのか

健康被害救済の手続きは、当事者が市の窓口に行なうもので、副反応疑い報告書とは別の書類を準備しなくてはならない。国会審議で、島村大厚労大臣政務官が、両制度は違う、市町村は医学的判断をせず、資料さえそろえば……と答弁しても現場の自治体の職員は、両方を同一視して対応していた。

これは、制度の周知徹底が図れていないからだろうか。いや、もっと根深い問題がある。厚労省は「健康被害救済制度」において「迅速に幅広く」「厳密な医学的な因果関係までは必要とせず」に救済すると唱える半面、実務的な手続きでは因果関係の証明に近いことを自治体に課していたのだ。

一例をあげると、死亡一時金の申請に「必要な書類」として「予防接種を受けたことにより死亡したこと（つまり因果関係）を証明することができる医師の作成した診療録（サマリー、検査結果報告、写真等）の写し」をサイトに載せている（「予防接種健康被害救済制度について」）。書類レベルで医師の医学的判断による資料を要求されれば、自治体職員が副反応疑い報告を、その前提ととらえても不思議ではない。

しかし考えてもみてほしい。ワクチン接種後、容体の急変に家族も気づかず、若者が突然死したら医療機関にかかっている暇はない。医療の空白域で亡くなっている。そのような状況で誰が因果関係を証明できるというのか。市町村の「医学的判断」が健康被害の救済申請をしたい遺族を振り回すというのは、このようなケースをさす。

一〇月二七日、大谷夫妻は、ようやくK病院長と会うことができた。あらためて死体検案について見解を問うと、こう返答された。

「死亡後の血液検査の結果から高血圧や他の影響による虚血性心疾患の反応がありました。ですから、心筋梗塞、心肺停止からくる死亡と判断しました。間違いないです。血液検査の結果、心臓が壊れています」

義男さんは、市の予防接種係に助言されたとおり、副反応疑い報告書を提示し、PMDAに送ってくれるよう院長に頼んだ。

「死体検案の結果からは副反応疑いの判断はできません。ワクチンの副反応、たとえば心筋炎などの可能性はあるとしても、事例が少ないので断定できない。ワクチンを打った先生にお願いしてください」とK病院長はけんもほろろに拒絶した。

結局、予防接種の担当医が隆さんの過去の診療データなどを照会し、副反応疑い報告を作成してPMDAに送った。二〇二二年一月二一日、隆さんの事例は厚労省の公開リストに載った。死因等は、「虚血性心疾患」「不整脈による心臓突然死」となっている。報告医は、心筋梗塞にしてはまだ若いと考え、不整脈(ブルガダ症候群)の可能性を残した。接種と死亡の因果関係評価は、これも判で押したように「γ」である。もしも、死体検案の後、行政解剖をしていたら……いや、時間は巻き戻せない。体を切り刻まれたうえに死因不明だったらいたたまれないだろう。母の道子さんは疲労困憊した口ぶりで語る。

「ひとり息子が死んで、生きる希望がないんです。ああすればよかった、こうすればよかったと自分を責めちゃって。お医者さんにうつ病と診断されました。穏便に済まさなきゃ息子に悪いかな、と思うと行政に強く言えません。息子はあと一週間でマンションに移る予定でした。ひとり暮らしを楽しみに家電製品を買っていた。残された冷蔵庫やレンジを見るのがつらい。前に進むにも、なぜ死んだのか理由を知りたい。それだけなんです」

厚労省サイトの「ファイザー社の新型コロナワクチンについて」にはこう記されている。

「主な副反応は、頭痛、関節や筋肉の痛み、注射した部分の痛み、疲労、寒気、発熱等があります。稀に起こる重大な副反応として、ショックやアナフィラキシーがあります。

また、ごく稀ではあるものの、1～3回目接種では、ワクチン接種後に心筋炎や心膜炎を疑う事例が報告されています。接種後数日以内に胸痛、動悸、息切れ、むくみ等の症状が現れたら医療機関を受診してください」

「3回目接種では、1回目や2回目の接種と比較して、主に脇の下のリンパ節の腫れが多く（5％程度）報告されています。症状は軽く、数日以内に自然に回復することが多いですが、腫れがひどかったり、長引く場合は、医療機関を受診してください。

なお、本ワクチンは、新しい種類のワクチンのため、これまでに明らかになっていない症状が出る可能性があります。接種後に気になる症状を認めた場合は、接種医あるいはかかりつけ医に相談してください」

そして、こう続く。

「万が一、ワクチンの接種によって健康被害が生じた場合には、国による予防接種健康被害救済制度がありますので、お住まいの各自治体にご相談ください」

大谷夫妻は、市の職員が制度を理解していなかったために被害救済の申請に至っていない。東広島の岡本さんも申請が市の窓口で止まった。その後、岡本さんは実名を公表し、メディアで副反応の問題提起をしつづけた。ワクチン接種後、短時日で家族を失った遺族の思いを、こう代弁する。

「夫を亡くした若い奥さんにお目にかかりました。口惜《くや》しさでいっぱいでした。都会での生活に見切りをつけ、お子さんを連れて地方の実家に帰られた。久しぶりに連絡すると、もう関わらないでほしい、と拒否されました。どんなに泣いても、騒いでも夫は帰ってこない。もうそっとしてほしい、と。こうして何が起きたのかわからないまま、遺族は泣き寝入りするのです。ワクチン接種は社会防衛に必要だと思います。だからこそ、副反応問題をないがしろにしないでほしい」

残された遺族は、因果関係不明のγ判定と、健康救済申請の遅れという二つの壁に挟まれ、孤立感を深めていた。

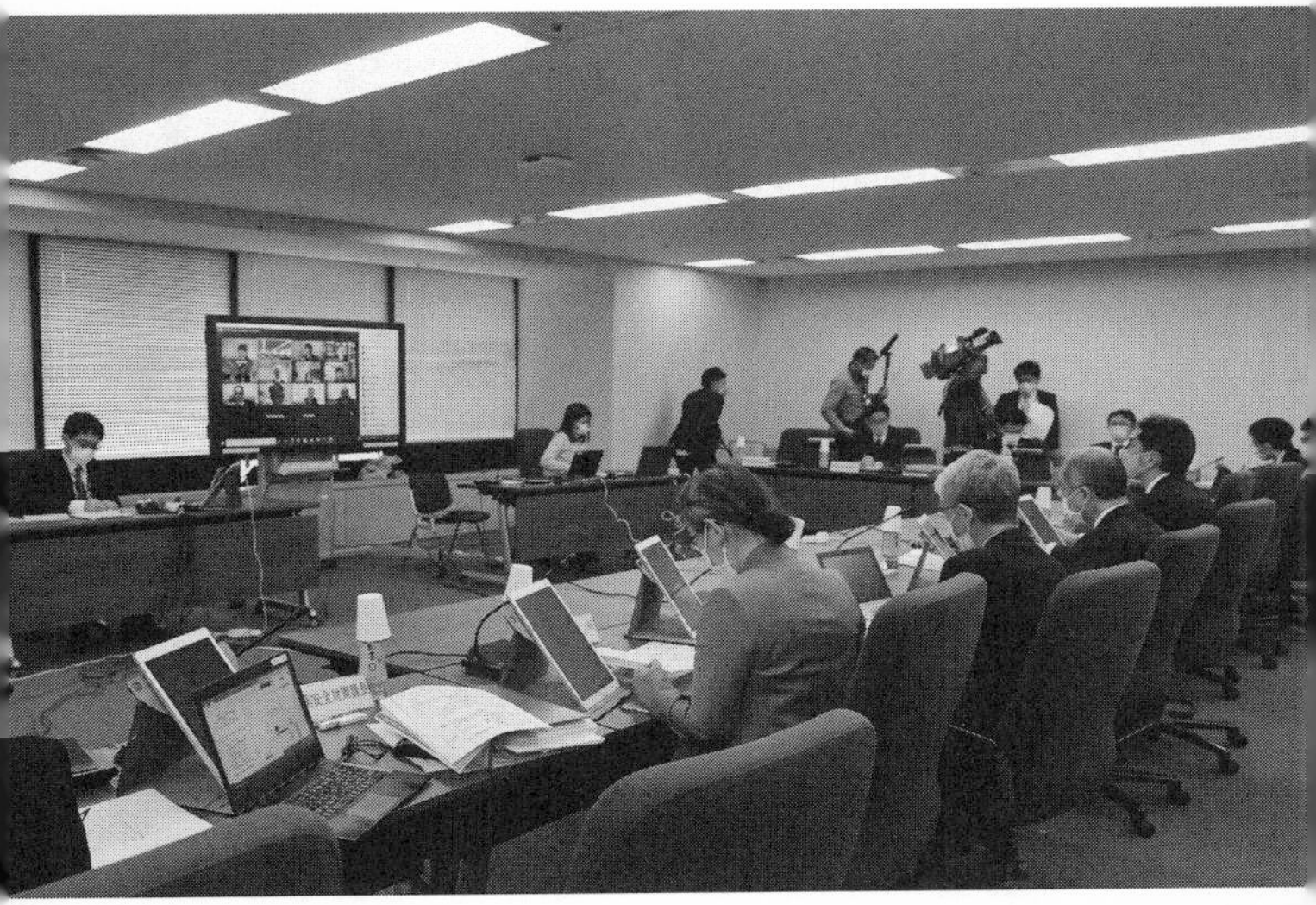

二　章

# 因果関係
## ――遺体は語る

厚労省で開かれた厚生科学審議会予防接種・ワクチン分科会副反応検討部会（部会長・森尾友宏東京医科歯科大学教授／2021年3月、東京都千代田区）photo＝毎日新聞社

## †六一歳男性・接種後受診前の急死

大阪府高槻市、大阪医科薬科大学法医学教室の鈴木廣一名誉教授は、いつものように重装備で遺体の到着を待っていた。術衣に帽子、マスク、ゴーグル、胸まで届く丈長のエプロンに長靴を履き、万一の針刺し損傷に備えてゴム手袋を二枚重ねて着けている。遺体からの感染を防ぐためである。

大阪医薬大の法医学教室は、感染制御上の設備的制約もあって、新型コロナ感染症で亡くなった人の解剖はしない。ただ、鈴木氏ともう一人の教授で年間一六〇〜二〇〇体、犯罪や事故、あるいは自宅や路上などで突然亡くなった人の遺体を解剖している。「死因不明」の遺体ばかりだ。運び込まれた遺体の解剖時検査でコロナ陽性が判明したこともある。どんなリスクが潜んでいるかわからず、厳重な装備は必須であった。

二〇二一年八月一一日の昼前、大阪府警の白いワゴン車が静かに大阪医薬大の敷地へ滑り込んだ。六一歳の男性の遺体がおろされ、解剖室へ運ばれる。死亡にまつわる情報は事前に警察から届いていた。動かない遺体は、何かをとつとつと語りかけているようだった。

男性は中肉中背、かつて実業団のスポーツ選手で鳴らし、毎朝一時間のウォーキングを欠かさず、健康を保っていた。直近の変わったことといえば、ファイザー製の新型コロナワクチンの接種ぐらいだった。

二一年七月一五日に初回、八月五日に二回目の接種を受けている。家族の話ではその接種後、男性は胸の違和感を訴え、日課のウォーキングも「息切れがする」とやめている。自宅の階段を一階から二階に上っただけでハァハァと肩で息をし、椅子に座って呼吸を整えた。

八月一〇日午前、男性はあまりの苦しさに接種を受けた診療所に電話をし、受診に向かう。自転車に乗ってこぎ出したところで、「やっぱりしんどい」と止まると、うめきながら倒れた。見送りの妻が周りに助けを求め、男性は救急車で救命救急センターに搬送されたが、すでに心肺停止状態。まもなく死亡が確認された。

救命センターの担当医は、医師法二一条（医師は、死体又は妊娠四月以上の死産児を検案して異状があると認めたときは、二四時間以内に所轄警察署に届け出なければならない）に従って警察に連絡し、遺体は所轄署に運ばれる。「異状」な死とは、法医学的な解釈である。不慮の事故や自殺、他殺、健康に生活していた人の予期せぬ急死など「確実に診断された内因性疾患」による死亡以外のすべてを含む。

日本では年間約一四〇万人が亡くなっているが、そのうち病院ではなく、自宅や屋外の路上などで約一七万人が死んでいる。病院外での死亡から終末期のがんなど明らかに病死とわかるケースを除いたものが異状死となる。異状死の死因究明のために解剖が行なわれる比率は、日本全体で一二%と先進国ではかなり低い。警察は事件性のない異状死の解剖に消極的だ。英国の解剖比率は四五%、豪州五三%、スウェーデン九〇%。これらの国々に比べると日本は〝死因あいまい国〟といえそうだ。

大阪府内の所轄署に送られた六一歳の男性の遺体は検視された。

検視を行なう検視官は、全国の各都道府県警察に合計三七〇人(二〇二〇年現在)配属されている。彼らは医師資格を持っていないが、刑事部門で一〇年以上の捜査経験を積み、原則として警察大学校で法医専門研究科を修了しており、死体調査の実務と法令に精通している。検視官は「五感(視覚・聴覚・嗅覚・味覚・触覚)」を総動員して遺体を検分する。犯罪の疑いがあれば裁判所に令状を請求し、司法解剖の手続きがとられる。

この男性は、衆人環視の路上で倒れており、犯罪の可能性は薄かった。とはいえ、死因はわからない。そうなると、多くの県警は、前章の大谷夫妻の長男の事例のように手近な警察医に死体検案を依頼したがるが、大阪府警の検視官は何かを感じたようだ。男性の遺族に解剖の必要性を説明し、「死因・身元調査法（二〇一三年施行）」にもとづく「調査法解剖」として大阪医薬大の法医学教室に遺体を送ってきたのだった。

### †解剖の結果

解剖台に遺体が載った。解剖医の鈴木名誉教授は、深々と一礼をする。遺体をはさんで介助の技術職員、立ち合いの警察官たちもこうべを垂れた。「始めます」と鈴木氏が声をかけ、遺体を概観して外表所見を述べていく。身長、体重を測り、死斑や死体硬直、傷の状態などを微細に調べて、口頭で伝え、スタッフが書き留める。

外表検査が終わると、鈴木氏は利き腕の左手でメスを執り、胸部に当てて切りひらき、内景の所見に移った。開胸して心臓と縦隔の偏位、胸壁と肺の癒着、胸腔内液の量や性状などを確かめる。もの言わぬ遺体の訴えを聞こうと全神経を研ぎ澄ます。気道、食道、頸部器官へとメスを動かす。死をもたらした痕跡はなかなか見当たらない。

解剖は、血液循環の動力源、心臓に及んだ。心臓と肺は死因探求の重要な鍵を握るので、少し説明をしておこう。人間の体内をめぐって脱酸素化された静脈血は、下大静脈と上大静脈から心臓の右心房に入り、右心室を通ってT字型に分岐した左右の肺動脈から両肺に送られる。肺で酸素を吸収して二酸化炭素を放出（ガス交換）し、静脈血は動脈血に生まれ変わり、左右の肺静脈から左心房に入る。酸素をたっぷり含んだ動脈血は僧房弁を経て、左心室を通り、心筋の収縮とともに大動脈弁を介して上行大動脈、大動脈弓、下行大動脈から全身へと送り出される。弁は血液の逆流を防いでいる（図2）。

鈴木氏は、ハサミで心膜を切りひらき、心膜腔液、心内腔の血液の量や性状などを記録した。さらに右手で心臓を持ち上げ、剔出《てきしゅつ》にとりかかる。下大静脈から順々に大小の血管を切ると肺動脈が現れた。心臓の右心室から肺へ血液を送り出す太い血管で、静脈血を運ぶ唯一の動脈だ。鈴木氏は、その肺動脈を切断し、心臓を右手で保持したまま胸腔に左手を入れて両方の肺を押す。心臓と肺の血液循環をチェックする重要な手技だった。たいてい肺が圧迫されて肺動脈の断面から血液が流れ出す、はずだった。

が、このときは……なんとコールタールのように真っ黒な血の塊が押し出されてきたのだ。血液の流れに乗って運ばれた血栓が血管内に集積し、血流を遮断（塞栓《そくせん》）していた。思わず、鈴木氏は目を見張る。左右の肺動脈に血栓がびっしりと詰まっていた。

「これでは血液中の酸素濃度が急激に低下し、呼吸困難や心停止を起こす。おそらく即死に近かったのではないか」と直感した。

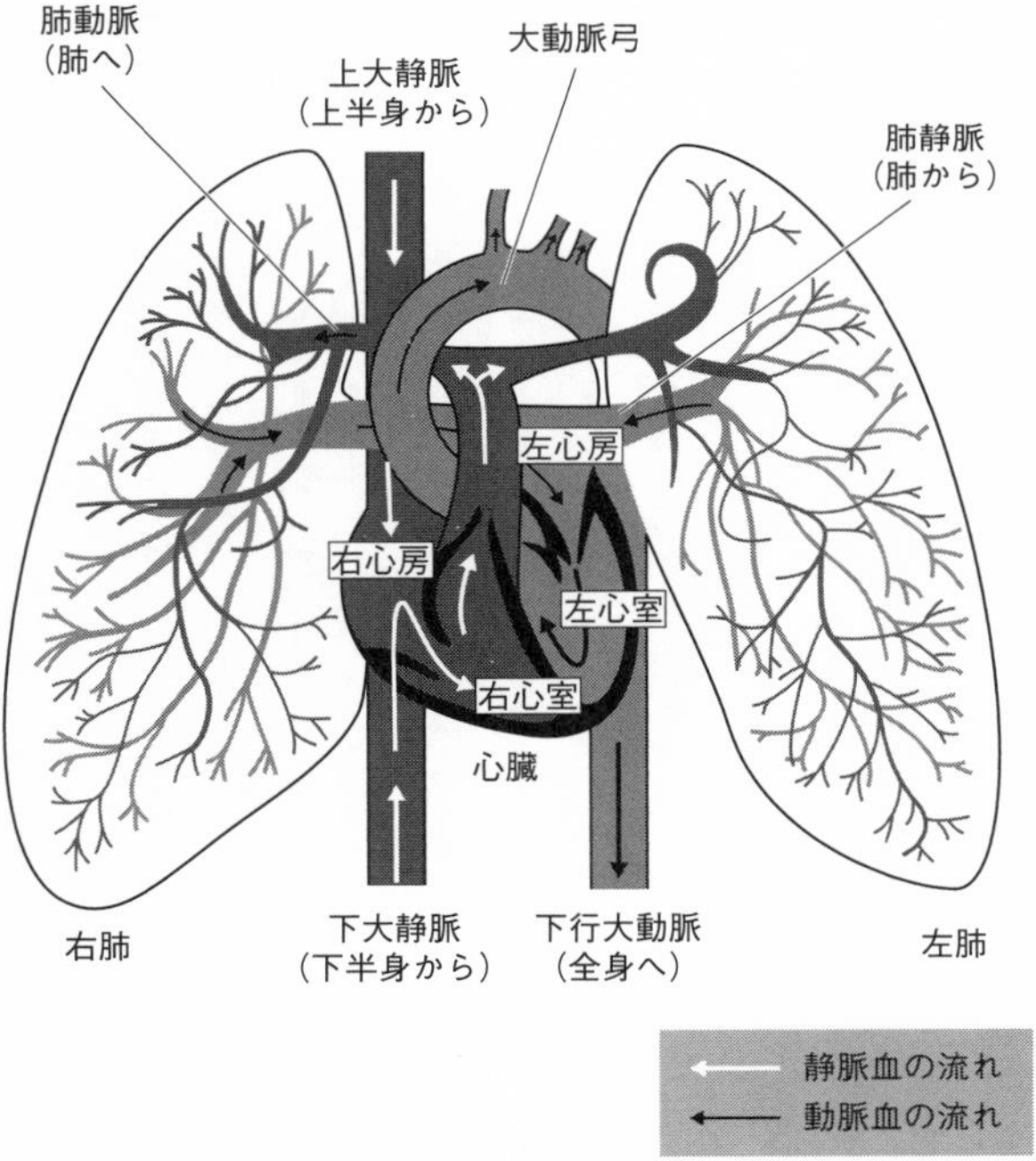


図２：心臓と肺における血液の流れ

目視した血栓の印象を、鈴木氏はこう語った。

「エコノミークラス症候群による肺塞栓症と似ていますが、状況的にまったく違います。男性は長時間、窮屈な座席に座って食事や水分をとらなかったわけではなく、災害でがれきの下に閉じ込められていたのでもない。近年、このような例は、あまり目にしていませんでした。一五年ぐらい前は、手術後の長期間の臥床《がしょう》で血液のめぐりが悪くなって下肢静脈に血栓ができて、それが血流で運ばれて肺動脈でつまる『術後肺血栓塞栓症』による死亡が多かった。原理的にはエコノミークラス症候群と同じです。その後、患者さんに弾性ストッキングを穿かせたり、手術後できるだけ早く歩かせたり、脱水予防の対策も進んで肺塞栓症はほぼ途絶えていた。今回は、まったく違う状況なのに血栓塞栓症に至っている。最初に血栓が生じるのは下肢の深部静脈ですから、そこを調べました」

解剖は進んだ。肺はホルマリン固定し、剔出した他の臓器は病理検査に必要な切片を取って遺体に戻す。遺体を縫合し、うつ伏せにした。膝のくぼみの奥にある膝窩《しっか》静脈にメスを入れる。左脚の深部の膝窩静脈には血栓らしきものは何もなかった。

だが、右脚の膝窩静脈を開いてみて、オッと刮目《かつもく》する。黒い血栓がひしめいていた。間違いない。膝窩静脈を取り出し、血栓が詰まっている断面写真を何枚も撮った。

## †ひしめく血栓

解剖を終えた鈴木氏は、休む間もなく、死体検案書の作成にとりかかる。

検案書の「直接死因」の欄に「急性肺動脈血栓塞栓症」と書いた。さらに直接死因をもたらした原因として「下肢深部静脈血栓」と記す。

「いままでの経験則から血栓は両脚にできます。左脚に血栓がないのは血管内の血栓が剝がれて血流で運ばれたから。男性は亡くなる直前、自転車をこいでいますね。そのような運動をすると脚の血栓は剝がれやすい。剝がれた小血栓は心臓から肺に入り、まず末梢の血管で詰まる。そこに次々と血栓が押し寄せ、道路に車が渋滞するようにたまって前に進めず、塞栓が幹の肺動脈にまで達してしまったと推認できます」と鈴木氏は説く。

では、そもそも下肢深部静脈血栓はなぜ生じたのか。男性はエコノミー症候群とは無縁な生活を送っている。死体検案書は、直接死因、それをもたらした傷病名、そのまた元の原因……とさかのぼり、死亡を引き起こした一連の事象の起因となった疾病や損傷を「原死因」として記す書式になっている。仮にひき逃げの被害者の遺体を司法解剖したとしよう。多重外傷で損傷が激しい。直接死因は外傷による大量出血、その下段に大量出血の原因となった傷病名、そして原死因は「交通事故」と書く。国の死亡統計の集計・分析には原死因が使われる。公衆衛生の観点から、根本原因〈交通事故〉をどう防ぐかという意図が込められているからだ。原死因は、人の死と社会をつなぐキーワードといえる。死因をさかのぼる行為は死の社会化でもある。

鈴木氏は、自信をもって男性の原死因を書いた。

「ファイザー社製新型コロナワクチン接種（二回目）」

その理由を、鈴木氏は次のように述べた。

「この方は、日常生活上、肺動脈血栓塞栓症が起きるファクターはゼロです。毎日、朝、一時間散歩している人が、いきなり血栓塞栓症を発症するなんて、通常、ありえない。高齢で長く寝込んで脱水状態であれば話は別ですが、そうではない。一方で、二回目のワクチン接種後、すぐに胸に違和感を覚えて息苦しさが続き、診療所に診察を受けにいく途中で倒れています。こうなればワクチン接種と因果関係ありととらえるのが、医学的には常識的な見方です。バイオマーカー（疾患の有無、病状の変化や治療の効果の指標となる項目、生体内の物質）を調べて検証を、とも言われますが、死後の血液検査などではあてになるデータは少ない。合理的に考えればワクチン接種が原死因です」

## †「原死因＝ワクチン接種」の報告書

解剖をした日に鈴木氏は、厚生労働省の「副反応疑い報告制度」に則ってＰＭＤＡ（独立行政法人医薬品医療機器総合機構）にワクチン接種と死亡の因果関係を認めた報告書をファクスで送った。ＰＭＤＡは、軽度なものから重篤、死に至った副反応疑いまで、毎月二〇〇〇件以上の報告例の情報整理、調査を行なっている。そして、何度もくり返すようだが、個々に接種と有害事象の因果関係を認める「$\alpha$」、認めない「$\beta$」、情報不足等で評価できない「$\gamma$」の判定を下し、厚労省の予防接種・ワクチン分科会副反応検討部会の公開データベースに事例をリストアップしていく。

ＰＭＤＡに報告して間もなく、封書での追加調査の依頼が鈴木氏の手元に届いた。

「どういうつもりだろう」と鈴木氏は首をひねる。差出人はなんとファイザーだった。男性の死亡事例について追加調査の質問が並んでいた。超音波ドップラー法で血液の流れる方向や速度を調べたか、ＣＴ（コンピュータ画像診断）、ＭＲＩ（核磁気共鳴画像診断）の検査はしたか、血中の血小板は減少していたか、心エコー図（心臓超音波検査）、血管造影図は……と闘病中の患者に行なうような検査に関する質問ばかりが並んでいる。

超音波ドップラー法は、近づいてくる音は高く、去っていく音は低くなっていくドップラー効果を応用した検査だ。超音波診断装置で、血液の流れが近づく波形と遠ざかる波形を感知し、異常を見つける。頸動脈や下肢の血管、心臓などさまざまな臓器の血液の流れ方や速さがわかるので、エコノミー症候群や下肢閉塞性動脈疾患の診断によく用いられる。当然ながら、患者が生きていなくてはできない検査である。

鈴木氏は「違和感」を覚えた。「原死因はワクチン接種」と検案書に書かれたケースを当のワクチンメーカーが調べるのは「第三者性がない」と感じ、回答を控える。

しばらくしてファイザーの担当者から電話が入った。鈴木氏は「われわれが報告したい内容と、そちらが調査しようとしていることにはズレがある。お答えしかねる」と率直に言った。担当者はワクチンのメーカーとして副反応を知りたい、法的にも調査を義務づけられている、書けるところだけでも書いてほしいと懇願する。鈴木氏は受け入れ、調査に協力した。調査書に資料を添えてファイザーに送った。

それにしてもワクチンの製造者がその過失の証拠になるかもしれない副反応の情報を集めるのは釈然としない。安全性をチェックする側とされる側が同じでは手心が加えられるのではないか。

かつて原子力発電を推進する資源エネルギー庁と規制機関の原子力安全・保安院が経済産業省内にあり、同じ官僚が省内の異動で推進と規制に携わっていた。加えて電力会社に天下った経産省OBが規制に口を出す。そうした慣行が規制機関の自立性をおびやかし、監査機能が弱まった。それが福島第一原発事故の原因の一つと総括され、環境省の外局として原子力規制委員会が生まれている。薬事行政と原子力政策を同一視はできないにしても、製薬会社が副反応評価の素材を集めることには利益相反の匂いがする。

## †製薬メーカーの役割とは

このような誤解を招きそうなシステムが、なぜ、用いられているのか。厚労省で新型コロナワクチンの予防接種行政に携わってきた医系技官は次のように語る。

「そもそも製薬メーカーには安全性情報管理（PV）という重要な役割が法的に課せられています。メーカーが安全でない医薬品を売れば、大変な被害が生じ、莫大な損失が発生します。性善説かもしれないが、メーカーの安全部門は丁寧に情報を集める責任がある。PMDAはメーカーに副反応の報告内容を伝えてさらに情報を収集させています。そうして集められた情報がPMDAで評価され、データベース化されているわけです。利益相反があるのではないかという懸念はわかりますが、情報収集はメーカーの正当な活動です。それを全部、公務員がやって税金に置き換えるのは難しいのです」

製薬メーカーに製造物責任があり、安全性情報管理が重要だということは理解できる。しかし一方で、政府は国際的な争奪戦が展開されたワクチンを調達するために、接種によって健康被害が生じ、製薬メーカーが損害賠償で損失を被れば、これを補償する契約も結んでいる。損失補償の原資は国民の血税である。どこまでも巨大製薬会社に有利な条件と映る。とにかくビッグ・ファーマの稼ぎぶりはすごい。

ファイザーは、二〇二一年に前年比九五％増の八一二億八八〇〇万ドル（約九兆四五三八億円。以下、当時のレートで算出）を売り上げ、前年比二・四倍の二一九億七九〇〇万ドルもの純利益をたたき出した。新型コロナワクチンの売上高三六八億ドル（約四兆二三〇〇億円）が利益を押し上げたのは言うまでもない。ファイザーは二〇二〇年末に欧米当局の使用許可を取得後、約一年で三〇億回分のワクチンを製造し、世界じゅうに普及させている。健康被害への賠償を政府に肩代わりさせなくてはならないほど弱々しくは見えないのだが……。ビッグ・ファーマの社会的責任とは何だろうか。

話を現場に戻そう。

ＰＭＤＡは、鈴木氏が「原死因＝新型コロナワクチン接種」と検案書に書いた男性のケースも、評価不能の「γ」と判定した。

後日、鈴木氏は緊急性の高い解剖の合間を縫って、男性の心臓の組織標本の病理検査を行なった。剖検の精度を高め、死因を深く検証するためだ。組織の薄い切片を色素で染色し、光学顕微鏡で観察した。正常ならほぼ紅一色の心筋に川が氾濫したかのように白い筋が広がっていた。リンパ球を主体とする大量の炎症細胞が病巣に集まり、浸潤している。危険な「心筋炎」が起きていた証拠であった。この病理検査の結果から「明らかな心筋炎の存在」をＰＭＤＡに報告した。

厚労省は、副反応疑い報告に際して、アレルギー症状の過敏反応「アナフィラキシー」とともに「血小板減少症を伴う血栓症（ＴＴＳ・血栓塞栓症を含む）」と「心筋炎・心膜炎」の注意喚起をし、これらの症例には調査票の提出を医師に求めている。アナフィラキシーと血栓症、心筋炎・心膜炎の副反応リスクに目を光らせているわけだが、男性のγ判定は変わらなかった。

## †三つの解剖例

じつは、大阪医薬大の法医学教室で二〇二一年から二二年春にかけて解剖した遺体のなかには、原死因をワクチン接種と推認したケースが、このほかに三つある。

まず、七二歳の女性の事例だ。この人は、二回目のワクチン接種の三日後、朝食をとって間もなく、「足の甲が痛い」「手と口が震える」と訴えた。高度肥満だった彼女は、夫に介助されてトイレにいく途中、前のめりに倒れる。息づかいが荒くなって救急搬送され、心拍は再開したものの、息絶えた。

死亡の二日後に解剖した時点では、肺動脈の幹部に血栓は認められず、死因は不詳とされた。その後、ホルマリン固定した肺の病理組織検査を行なうと、肺のタテ断面に肉眼で肺動脈の血栓によるびまん性（病変が均等に広がっている）閉塞が見られた。さらに光学顕微鏡による観察で、肺門から末梢まで血栓塞栓が確認できた。心臓にも血管内に多数の炎症細胞の異常増多が認められ、標的組織である心筋への炎症細胞の動員が認められた。心筋炎発症の間際だったと思われる。死体検案書の直接死因は「急性肺動脈血栓塞栓および急性心筋炎」、原死因が「ファイザー製コロナワクチン（二回目接種）」と記入された。

次に七五歳の女性のケース。初回接種の二日後、女性は胸が痛いと言い、嘔吐した。しばらく横になっていたが、四時間後にようすがおかしいところを親族に発見され、救急搬送されたが、蘇生しなかった。解剖時の主要所見は、「頭皮下溢血点、臓器うっ血、冠状動脈閉塞なし、頭蓋内出血なし、蘇生処置の痕、後日の病理組織検査で軽度の心筋内炎症性細胞浸潤、心筋線維化、高度の肺内浸出液、うっ血を認めた」とある。直接死因が「致死性不整脈の疑い」、原死因が「ファイザー製コロナワクチン（二回目接種）」とされた。

三例目の七九歳の男性タクシー運転手の場合は、解剖を終えて日数が経ち、鈴木氏が報告書をまとめる段階でワクチン接種と死亡の因果関係に気づいた。

二〇二二年二月、運転手は客を降ろし、空車で戻る途中、下り坂でふらふらと蛇行運転をして中央分離帯にぶつかり、ガードレールに激突した。凄まじい自損事故のもようは後続車のドライブレコーダーに記録されている。運転手は救急搬送された病院で亡くなった。

交通事故では、現場検証やその後の対応は、一般の異常死を扱う刑事部ではなく、交通部が行なう。刑事部の解剖案件は、事前にファクスで死亡にかかわる情報が送られてくるが、習慣の違いからか交通部からの情報は遅れて届く。前もって情報が伝えられないまま、司法解剖の当日、運転手の遺体に事故のサマリー（概要）が付けられて法医学教室に送られてきた。

遺族は一刻も早い遺体返却を求めており、鈴木氏はサマリーに目を通す時間もなく、解剖にとりかかる。多発外傷は明らかだ。直接死因は「肝臓挫傷による出血性ショック」「第五頸椎《けいつい》離開骨折」。交通事故には間違いないのだが、運転中に突発的な脳血管障害などが生じた形跡もなく、外傷を引き起こした素因はたどりきれなかった。

それからしばらくして、鈴木氏は報告書を作るために事故のサマリーを精読して驚いた。運転手の妻が「事故の一二時間前に夫は三回目のワクチン接種をしました」と述べていたのである。蛇行運転の原因が再浮上した。しかも救急搬送された病院で運転手の体温は四〇・一℃と記録されている。高体温による「意識障害」が起きていた可能性が高い。

「四〇・一℃といえば、もう感染症のレベルです。運転手さんは救急搬送された時点で、生きておられた。ふつう四〇℃もの熱が出る病状の方が、タクシーの勤務に出られるはずはない。勤務を始めたときは体調に異変はなかったのでしょう。だんだん反応が起きて発熱したと考えるのが合理的です。相当なスピードで中央分離帯やガードレールにぶつかっています。運転中に脳梗塞や心筋梗塞は発症していません。肺動脈の血栓塞栓症もない。となれば、ワクチン接種の副反応による高体温での意識障害が原死因として推認されます。

医学的には常識的な見方です」

と、鈴木氏は見立て、副反応死亡例としてあらためてＰＭＤＡに報告した。体温が異常に高まるのも「副反応疑い死」の特徴のひとつだった。

だが……これらの死亡事例もγ判定だ。全国から寄せられた副反応疑い死亡例で、因果関係を認めたα判定は二〇二二年一〇月末現在、一件もない。九九％以上がγで、あとは因果関係を否定したβ判定である。

## †それでも九九％がγ判定

すでに触れたように副反応疑いの死亡報告は、ワクチン接種が始まった二〇二一年二月から二二年九月四日までにファイザー製一六六八件（一一歳女児含む・一〇〇万回当たり七件）、モデルナ製一八四件（同二・四件）、アストラゼネカ製一件（同八・五件）、武田／ノババックス製一件（同五件）の計一八五四件。一件ずつ確かめると、一八六八件のうち報告した医師（接種医・主治医・解剖医など）が因果関係に「関連あり」としたものが、じつに二二九件（ファイザー一八六件、アストラゼネカ四三件）に上っている。これらもγ判定だ。医学界で、前の医師が下した診断を覆すのはよほどのことであり、根拠が求められる

| 接種日 | コミナティ筋注（ファイザー製） | | | | | | |
|---|---|---|---|---|---|---|---|
| | 推定接種者数（回分） | 副反応疑い報告数 | | 重篤報告数（内数） | | 死亡報告数（内数） | |
| | | 報告数 | 報告頻度 | 報告数 | 報告頻度 | 報告数 | 報告頻度 |
| 2021/ 2/17〜3/14 | 230,542 | 691 | 0.2997% | 128 | 0.0555% | 2 | 0.0009% |
| 3/15〜4/11 | 1,361,975 | 3,843 | 0.2822% | 396 | 0.0291% | 8 | 0.0006% |
| 4/12〜5/9 | 3,068,570 | 4,521 | 0.1473% | 525 | 0.0171% | 54 | 0.0018% |
| 5/10〜6/6 | 12,363,954 | 7,340 | 0.0594% | 1,262 | 0.0102% | 284 | 0.0023% |
| 6/7〜7/4 | 30,792,152 | 3,831 | 0.0124% | 1,365 | 0.0044% | 375 | 0.0012% |
| 7/5〜8/1 | 34,656,408 | 2,403 | 0.0069% | 821 | 0.0024% | 195 | 0.0006% |
| 8/2〜8/29 | 26,176,377 | 1,525 | 0.0058% | 487 | 0.0019% | 67 | 0.0003% |
| 8/30〜9/26 | 26,321,054 | 1,448 | 0.0055% | 428 | 0.0016% | 37 | 0.0001% |
| 9/27〜10/24 | 20,483,641 | 955 | 0.0047% | 302 | 0.0015% | 25 | 0.0001% |
| 10/25〜11/21 | 8,800,834 | 371 | 0.0042% | 139 | 0.0016% | 16 | 0.0002% |
| 11/22〜12/19 | 2,310,881 | 270 | 0.0117% | 44 | 0.0019% | 6 | 0.0003% |
| 12/20〜 2022/1/16 | 3,144,196 | 530 | 0.0169% | 50 | 0.0016% | 2 | 0.0001% |
| 2022/ 1/17〜2/13 | 8,897,470 | 506 | 0.0057% | 127 | 0.0014% | 37 | 0.0004% |
| 2/14〜3/13 | 14,516,533 | 335 | 0.0023% | 158 | 0.0011% | 56 | 0.0004% |
| 3/14〜4/10 | 10,009,453 | 159 | 0.0016% | 64 | 0.0006% | 12 | 0.0001% |
| 4/11〜5/8 | 6,745,088 | 143 | 0.0021% | 50 | 0.0007% | 6 | 0.0001% |
| 5/9〜6/5 | 4,760,481 | 95 | 0.0020% | 35 | 0.0007% | 3 | 0.0001% |
| 6/6〜7/3 | 2,895,208 | 29 | 0.0010% | 8 | 0.0003% | 2 | 0.0001% |
| 7/4〜7/10 | 1,455,136 | 2 | 0.0001% | 1 | 0.0001% | 0 | 0.0000% |
| 不　明 | − | 136 | − | 93 | − | 40 | − |
| 合　計（2022年7月10日現在） | 218,989,953 | 29,133 | 0.0133% | 6,483 | 0.0030% | 1,227 | 0.0006% |

図表3：厚生科学審議会（予防接種・ワクチン分科会副反応検討部会）2022年8月5日資料より、製造販売業者からの副反応疑い報告

のは言うまでもない。

**図表3**をご覧いただけば、ワクチン接種の回数が増えるにつれて、いかに死亡報告数が積み重なってきたかがおわかりいただけるだろう。

ファイザーのワクチンすなわちコミナティ筋注については、二一年二月に医療従事者に先行接種が始まったころの死亡報告の頻度は「0・0009%」。一〇〇万回当たり九件程度だった。四月半ばから高齢者接種がスタートすると、七月初旬にかけて一〇〇万回当たり一八件、二三件、一二件と上昇した。その後、一ケタ台に落ち着いたが、二二年一月から二月にかけてやや増えた。比較のために申し添えると、季節性インフルエンザのワクチン副反応疑い死亡報告は、一〇〇万回当たり〇・一～〇・二件。国内の筋萎縮性側索硬化症（ＡＬＳ）による死亡率は一〇〇万人当たり一〇・七人である。新型コロナワクチンのリスクがどのぐらい高いか、おおよそ察していただけるだろう。

一〇〇万人に数人から三〇人程度の死亡増は、統計的には「自然死の誤差の範囲内に収まる」と問題視しない医師もいる。高齢者の接種が増えれば、接種後に偶然亡くなる人も出てくる。ただ、副反応疑い死が自然死の誤差の範囲内だとすると、接種に関係なく、死亡報告数は毎日、ほぼベースラインで一定しているはずだ。

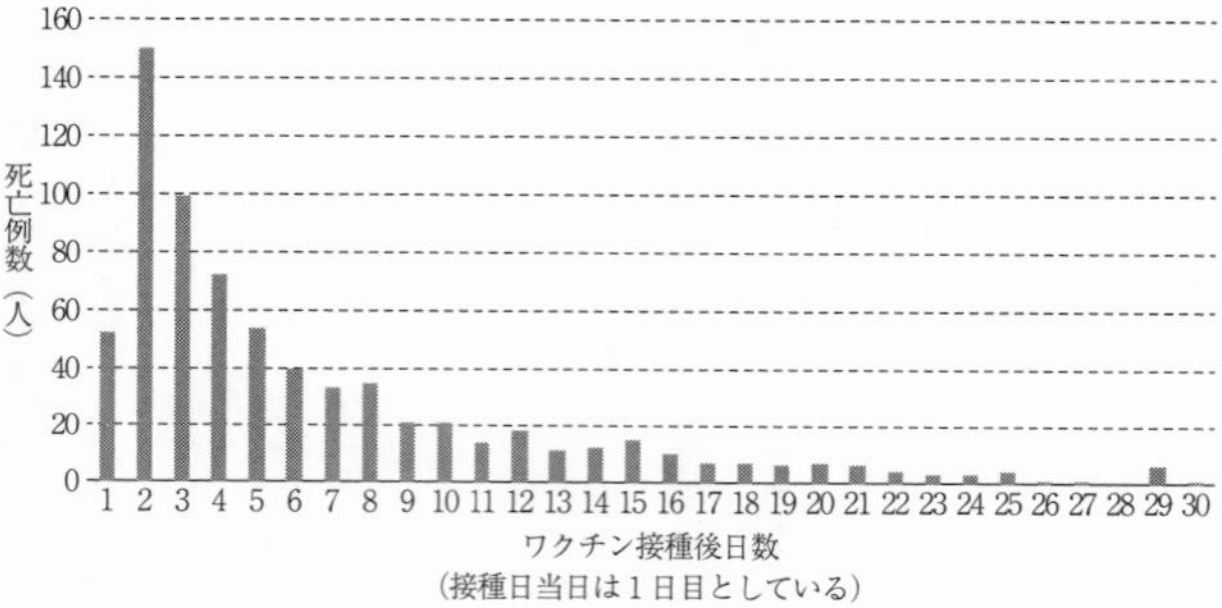


**図4**：ワクチン接種後の死亡までの日数と死亡例。福島雅典、平井由里子、中谷英仁、西村勉「COVID-19ワクチン接種後の死亡と薬剤疫学的評価の概要」（一般財団法人LHS研究所）より

ところが、である。一般財団法人ＬＨＳ研究所（代表理事は福島雅典京都大学名誉教授）が公開している「ＣＯＶＩＤ－19ワクチン接種後の死亡と薬剤疫学的評価の概要」には、接種後、数日間に死亡が集中している事実がはっきりと示されている。

**図4**は、同概要の「ワクチン接種後の死亡までの日数と死亡例」をもとに作成した柱状グラフだ。二〇二一年二月から七月中旬までに報告された死亡例七百数十件が、接種後の亡くなった日ごとの分布で表されている。接種当日を一日目として二日目、三日目……と横軸に日数、縦軸に死亡例数を示している。

一目瞭然、死亡は、接種の二日目、三日目が飛びぬけて多く、五日目以内に全体の約五七％が集まる。一〇日目までに約八〇%が発生している。半数を超える死亡者が接種後数日以内で亡くなっている事実は、ワクチン接種との密接な関連を黙示しているだろう。大きな母数のなかでは誤差程度の少ない死亡例も、時間的経過を見れば独自の意味合いを帯びてくる。

この概要の「考察」では、次のように記されている。

「死亡者数は年齢とともに増加するが、年齢と死亡までの日数との間に相関はみられない。心臓、脳、肺の血管系障害および血栓症が〈副反応疑い報告の〉死亡の30%近くを占めており、これはワクチンの作用機序から当然推測されることである。しかし、当委員会〈副反応検討部会〉の決定のほとんどが因果関係についてはNE〈評価不能＝γ判定〉であり、中には、因果関係有との報告がなされたにもかかわらずNEとされた症例〈2021年8月4日時点で評価が完了した症例668例中44例〉もあった。NEの決定は科学的な考察を放棄することを意味し、必ずや将来に禍根を残すことになるであろう。当然のことながら、ワクチン接種後の死亡例については可能な限り病理解剖を行って病理発生プロセスの解明を進めるべきである」（〈 〉内および傍点、山岡注）

副反応疑い死への対応の矛盾は、この「病理発生プロセスの解明」の遅れに根ざしている。そもそもワクチンの安全性は、個人ではなく集団を対象としてどの程度の有害事象が発生するかという疫学的アプローチと、少数とはいえ必ず生じる重篤な副反応の機序（メカニズム）を明らかにする病理学的アプローチの両方から突きつめなくてはならない。

各ワクチンメーカーは、前者については臨床試験の段階で「局所性（注射部位の疼痛や腫れ）」と「全身性（発熱、疲労、頭痛、下痢、嘔吐、筋肉痛など）」の有害事象の「発現割合」を示して安全性に問題なしと判断。各国の医薬品規制当局も社会防衛の観点からそれを受け入れて接種が始まった。

しかし、後者の病理診断による機序の解明は、実質的に開発段階では棚上げされた。接種開始後に副反応疑い死が次々と報告され、多様な免疫反応が招く危うさ、個人が抱える潜在的なリスクにようやく世間の目が向いたのである。

ただ、副反応の機序を明らかにするのは容易ではない。とくに前章の接種三日後に突然死した若者たちのようなケースでは体調が急変した時点で医療機関を受診しておらず、死後の解剖と病理検査に頼らざるを得ないのだが、実際の現場では解剖も検査もままならない。そして「因果関係不明」の烙印を国は押す。病理データが取れていない状態で因果関係を明らかにしろというのは、立証不可能な悪魔の証明であろう。

あるいは重い副反応で病院に担ぎ込まれたものの亡くなった患者を診た主治医や、遺体の病理解剖をした医師が、臨床的データに沿って因果関係に「関連あり」と報告しても「情報不足」などを理由に国は不明の範疇に入れる。不明の烙印は、健康被害救済の窓口である自治体の判断に影響を与え、被害者遺族を心理的に縛って身動きをとれなくする。どちらにしても、因果関係不明の根底には個別の症例の病理診断、死因究明への冷ややかな行政的まなざしがある。

副反応疑い死を掘り下げるには、疫学的な安全性と、個別の病理学的アプローチで見つかるリスクをつなぐ回路が必要だ。僭越ながら、回路をつなぐ試みをしつつ、現にある被害を救う道筋をさぐっていきたい。この回路をつなぐには、自然科学的な見方だけでなく、社会を維持するルールとしての「法」の視点からも語らなくてはならないだろう。

では、実際にワクチン政策を管轄する厚労省に当たってみよう。やはりと言うか、厚労省は、疫学的な安全性に軸足を置いている。副反応疑い報告制度の目的を「(種々の情報収集での)ワクチンの安全性の評価・管理や、医療従事者・国民の皆様への情報提供」と掲げ、疫学的モニタリングと位置づける。死亡報告の頻度の高さや因果関係を、厚労省はどうとらえているのか。

## †死亡例一八五四件の因果関係とは

二〇二二年六月末、東京・霞が関の中央合同庁舎第五号館、日比谷公園側の玄関から厚労省に入った。取材の約束をしていた医系技官の部局の扉を開けると、大部屋に課ごとの「島」がぎっしりと並び、官僚たちがパソコンに向かっていた。わずかのすき間もないほど、人と机と資料が詰まった空間にキーボードの音がカチカチと響く。民間企業の会議室のような余分な部屋はないので、大部屋の隅の長机を二つばかり寄せたスペースで、予防接種行政に携わってきた医系技官と対面した。挨拶もそこそこに「新型コロナワクチンの副反応疑い死亡例は、従来の季節性インフルエンザに比べると、一〇〇倍以上多い。この多さをどうとらえているのか」と私は訊ねた。

「前提としてワクチンを接種しようがしまいが、毎日、全国で四〇〇〇人近くの方が亡くなっており、高齢者では約一万六〇〇〇人に一人が死亡しています。高齢者の方はさまざまな疾病が発症、重症化しやすく、接種後、たまたま発症、重症化することがある。多人数に接種した場合、そのような報告の件数が、増える可能性はあります。季節性インフルの予防接種は、皆さん、相当な経験があり、接種後に体調が悪くなってもワクチンのせいとは思わない。他方、新型コロナのｍＲＮＡワクチンは初めての経験で、誰もが心配し、医療機関も念のために報告しようと考える。感覚的には、そうした意識の違いがコロナワクチンの報告数を増やしていると思います。死亡報告の大半はワクチンのせいではなく、基礎疾患の悪化や再発による可能性が高いと考えられますが、ひょっとしたら何人か、そういう（因果関係のある）方が混ざっているのではないか。さまざまな報告や国内外の知見を結集し、疑いの目を持って調べているのです」

確かにすべての死亡者数に照らせば、副反応疑い死亡例はわずかかもしれないが、接種後、数日間に集中している。この事実は接種との因果関係を表しているのではないか。

「接種から一定の期間に特定の疾患の発生数が増えれば、時間的な集積性から因果関係が推認されますが、他の原因で、あるいは原因はなくても、同じ疾患が発生することもあります。疾患が特定できず、死亡報告数が集積しているように見えるだけでは、個々の症例が予防接種によるかどうかは判断できません」

厚労省は、「アナフィラキシー」と「血小板減少症を伴う血栓症（ＴＴＳ・血栓塞栓症を含む）」と「心筋炎・心膜炎」に注意喚起し、報告医に特別な調査票の提出を求めている。これらの疾病のリスクをどう考えているのか。

「アナフィラキシーは、接種後、数時間以内で起きれば因果関係を否定できない（認める）ケースがあります。ただ、脳卒中や、心筋炎、血栓症などはワクチンを接種しても、しなくても偶発的に起きる可能性がある。解剖をして、剖検所見で、そうした疾病による死因が判明しても、ワクチン接種から死に至るメカニズムは解明できません。だからといって因果関係がないとも言えないので、評価不能なのです。どうしても因果関係は集団での評価にかかってきます。たとえば、心筋炎が、ワクチン接種後に発生する比率と、自然発生の比率をみて、全体の傾向がどうなのか、と副反応検討部会では議論しているわけです。疫学的に有意な差があれば、因果関係を否定するものではありません」

厚労省の基本姿勢は、アナフィラキシー以外は「評価不能」とうけとれる。血栓症や心筋炎・心膜炎は「疫学的に有意な差」が出ておらず、「重大な懸念は認められず」として接種が継続されている。

副反応疑い死亡一八五四件は、国内トータルで三億回以上の大量接種というプールに注いだ雨滴のようなものだろう。雨滴はプールに落ちればたたえられていた水と混ざり、見分けがつかなくなる。が、しかし、一つひとつの雨つぶにも死を避けられなかった生物学的必然性があり、何よりもそれぞれの人生が宿っている。因果関係は、個別に深く掘り下げなくてはならないはずだ。「疫学的有意性だけでなく、個別の病理学的な特徴にもっと注目したほうがいいのではないか」「いや、情報が足りない。因果関係がないとも判断できないから評価不能だ」と押し問答がつづく。

技官は「ここにわれわれの考え方が書かれています」と、第七三回副反応部会（二〇二一年一二月三日）に提出された「新型コロナワクチン接種と、接種後の死亡事象との因果関係に関する現時点での考え方」という文書を示した。引用しよう。

「個々の事例単位では、偶然に何らかの疾患を発症した場合との判別が困難であっても、類似の事例を集めて解析した場合に、通常よりも接種後の当該疾患の発症率が上昇していれば、結果として、当該疾患と接種との因果関係を疑う要素となる。このため、集積する事例を統計的に解析の上、報告される各種疾患と接種との因果関係を評価していくことは重要である」

あくまでも厚労省は「発症率」にこだわる。ただし、仮に心筋炎の発症率が高くなり、因果関係の評価に影響を与えるようになっても、個別症例の判断はまた別の話であろう。それぞれ見極めねばならない。もとより心筋炎の死亡者数が増えて「有意な差」がついてからでは手遅れだ。全体と個の議論はなかなかかみ合わない。

私は、しびれを切らして大阪医薬大で解剖された六一歳男性の報告を技官に見せた。抽象的な議論ではタテマエにからめとられるからだ。技官の冷徹なまなざしに医師資格を持つ者のやわらかさが一瞬よぎる。技官は文面に目を落として語った。

「これは難しいですね。ワクチンを打たなくても血栓塞栓になったかもしれないけど、自然な感情としてワクチン接種の影響を否定するつもりはありません。こういう理不尽なことが起きて、突発的にお亡くなりになったことには心よりお悔やみ申し上げたい。ええ、この方のご遺族のお気もちは……。だからと言って、ワクチンのせいかどうかはわからない。このような血栓症が接種後に起きた事例と、接種せずに起きた事例を集めて、どちらが多いか比べなくてはわかりません」

「大臣・次官」と実務に当たる「部下」との間でワクチン政策を背負うキャリア官僚の心が揺れたように見えた。「評価不能」のγ判定がすぐに変わるわけではないのだが……。

## †PMDA設立と薬害事件の歴史

一つひとつの症例の評価はPMDAが行なっている。この職員約一〇〇〇人の独立行政法人は、どのような組織なのだろうか。「本省」と呼ぶ厚労省や、新薬の承認と安全監視の両面でかかわる製薬会社との関係はどうなっているのか。ＰＭＤＡという「独立行政法人」にメスを入れてみよう。

ＰＭＤＡは、二〇〇四年四月、医薬品や医療機器の承認審査を行なう国立医薬品食品衛生研究所医薬品医療機器審査センターと、財団法人医療機器センターで医療機器の同一性調査に携わる部門、医薬品の副作用による健康被害の救済を所管する医薬品副作用被害救済・研究振興調査機構が組織統合され、発足した。

メインの業務は、医薬品開発に伴う「承認審査」と、市販後の「健康被害の救済」、安全性にかかわる情報の収集と分析、提供による「安全対策」の三つだ。ＰＭＤＡは、これらを日本独自の「セイフティ・トライアングル」と呼び、基本理念に定めている。

ＰＭＤＡの設立には、戦時下の「闇」をひきずる薬害事件が大きな影を落としていた。一九八〇年代から二〇〇〇年代初頭、薬害エイズ、薬害肝炎の大規模な被害が社会問題化した。薬害エイズ事件では、血液凝固因子製剤が欠かせない血友病患者に対し、ウイルスを死滅させる熱処理をしていない非加熱製剤が使われたために多数のＨＩＶ感染者が生まれた。非加熱製剤の製造元のミドリ十字（→吉富製薬と合併→ウェルファイド→三菱ウェルファーマ→田辺三菱製薬へ）は、加熱製剤が承認された後もすぐに非加熱製剤を回収せず、

ＨＩＶ感染を拡大させる。非加熱製剤の回収を命じなかった厚生省（現厚労省）も不作為責任を問われ、当時の担当者が業務上過失致死で有罪となった。その反省から厚生省は、一九九九年に「命の尊さを心に刻みサリドマイド、スモン、ＨＩＶ感染のような医薬品による悲惨な被害を再び発生させることのないよう医薬品の安全性・有効性の確保に最善の努力を重ねていくことをここに銘記する」と刻んだ「誓いの碑」を本省敷地内に建てる。

ところが、ほぼ同時期、やはり非加熱の血液凝固因子製剤「フィブリノゲン」がＣ型肝炎ウイルスに汚染されていたために薬害が広がった。フィブリノゲン製剤は二九万人に投与され、一万人以上が肝炎に感染したと推定される。こちらでも集団訴訟が起きた。フィブリノゲン製剤の製造販売者もミドリ十字だった。

拙著『ドキュメント感染症利権　医療を蝕む闇の構造』に詳述したように、ミドリ十字は戦中に中国大陸で細菌戦や人体実験を行なった七三一部隊の生き残りで元陸軍軍医の内藤良一（一九〇六〜八二）が創設した会社である。戦後、内藤は、血液事業に目をつけ、米国の大手製薬会社の血漿剤部門を買収してミドリ十字の基盤を築いた。内藤は、厚生省薬務局（現医薬・生活衛生局）の天下り官僚たちを迎え、要職に就ける。内藤亡きあと、社長の椅子に座ったのは元薬務局長の松下廉蔵だった。経営の実権を握った元官僚たちは判断を誤り、松下は薬害エイズ事件で禁固刑に処せられる。

フィブリノゲン製剤もまた、米国FDA（食品医薬品局）が肝炎の危険性や有効性への疑問から承認を取り消した後も日本国内で使われ、被害が広がっている。

厚労省は、二〇〇二年に「フィブリノゲン製剤によるC型肝炎ウイルス感染に関する調査報告書」をまとめ、ひと区切りをつけた。報告書では、承認審査と安全対策、健康被害救済を扱うタテ割り組織の連携不足が指摘される。ちょうど「小さな政府」をめざす小泉純一郎内閣が「聖域なき構造改革」を掲げていた。その一環の特殊法人改革の流れに乗ってPMDAは設立されたのである。薬害への悔悟がPMDAを生んだのだった。この独立行政法人の初代理事長には、組織統合を導いた元医薬局長の宮島彰氏が就いた。

だが、二〇〇七年、厚労省の隠蔽が疑われる重大な事実が発覚する。前述の「調査報告書」の作成過程で、製薬会社が厚労省に提出した文書にフィブリノゲンでC型肝炎に感染した疑いのある四一八人分の患者リストが記載されていた。にもかかわらず、厚労省と製薬会社は個人を特定できる患者本人にも感染の疑いを告知せず、治療の機会を逸した、と批判されたのだ。〇八年、宮島氏は理事長職を辞す。薬害C型肝炎訴訟は、どうにか和解が成立し、被害者を全員一律救済する特別措置法が施行された。以後、PMDAが二〇〇億円の基金によって救済の給付金を支給する事務を執り行なっている。

## †歪な経営組織

こうした複雑な出自を持つＰＭＤＡは、わずか一五、六年で職員数を二五六人から約一〇〇〇人に膨張させている。薬害肝炎問題のフォローアップを課せられ、急速に人員を増やした。承認審査、健康被害救済、安全対策のセイフティ・トライアングルと謳っているが、経営的には製薬会社からの「承認申請手数料」「治験相談手数料」「副作用拠出金」「感染拠出金」に依存する。製薬会社頼みは経営指標に表れている。ＰＭＤＡの「二〇二二年度計画」では、総収入三〇五億二五〇〇万円のうち、製薬会社からの手数料収入が一六六億五八〇〇万円と過半を占め、拠出金収入が八四億六二〇〇万円、両方で全収入の八二％を超える。国からの運営費交付金が二二億七八〇〇万円、国庫補助金一二億四九〇〇万円、助成金一億円。委託業務収入は一四億一五〇〇万円にとどまる。

人員は、八二四人の実務職員中、医薬品と医療機器の承認審査部門に五六一人（六八％）、安全対策部門二二四人（二七％）、健康被害救済部門に三九人（五％）と偏っており、セイフティ・トライアングルは承認審査の比重が大きい、いびつな三角形と言わざるを得ない（二〇一九年四月時点）。職員構成は、旧国立審査センター、医療機器センター、副作用救済機構の出身者と、厚労省からの出向・転籍者、ＰＭＤＡプロパーが混在し、組織内のコミュニケーションは円滑とは言い難い。

薬害Ｃ型肝炎訴訟が決着したあとの二〇一〇年二月、厚労省の「薬害肝炎事件の検証及び再発防止のための医薬品行政のあり方検討委員会」は、ＰＭＤＡ職員へのアンケート調査結果を発表した。独立行政法人としての「環境整備のあり方」や「組織文化」、「仕事について思うところ」を問い、三四四人の職員が赤裸々な回答を寄せている。

その内なる声に耳を傾けてみよう。「機構」「総合機構」はＰＭＤＡをさしている。

「（経営コンサルタントの業務診断を受け）業務改革に取り組んだが、部課長のリーダーシップのなさでほとんど改革が進まない。これは、部課長に、厚労省で係長や課長補佐級の職員を持ってきているため、組織管理、人事管理、若手の教育等、管理者としてやるべき基礎知識が欠如しているからである。今年初めて、これらの人々を対象とした管理職研修を実施したしだいである。以上のことから優秀な新人を採用しても、育成・指導する者がいないのが現状である。厚労省の職員と機構独自採用職員の間で処遇に差がある。同じ仕事をしても厚労省の人は三、四年で係長だが、機構職員はそれ以上かかっている」

ＰＭＤＡの厚労省支配は、小泉内閣の「官から民へ」のかけ声とともに生まれた独立行政法人の皮肉な実態をさらけだしている。もともと独立行政法人のしくみは、イギリスのエージェンシー制度を下敷きにしていた。これは管理や予算が各省から分離されており、「執行機関」と訳される。日本での独法化の眼目は、行政機関の政策企画立案部門（省）から執行部門を分離し、業務の質の向上や効率化、自律的運営、透明化を図ることだった。

そのために独立行政法人は、国民生活・社会経済に欠かせない公共的見地から、国が自ら主体となって直接実施しなくてもよい事業のうち、「民間の主体に委ねた場合には必ずしも実施されないおそれがあるもの又は一の主体に独占して行わせることが必要であるもの（公共上の事務等）」（独立行政法人通則法）を担うと定められた。

しかし、いざ国が行なう業務の一部に民間の市場規律を導入しようとしても明確な線引きは難しい。民営化を先導したイギリスやニュージーランドでは、事業の実態を吟味せずに行き過ぎた民営化を強行したために再国有化という反動も生じている。鳴り物入りで生まれたＰＭＤＡも、人事や運営の面で厚労省の強い影響力が及ぶ。結果的に特殊法人から独立行政法人に看板を付け替えた「植民地」が現出し、官僚支配は強まったのである。

ＰＭＤＡ職員へのアンケート調査には厚労省への辛辣な意見が並んでいる。

「（PMDAの理念を形骸化させないためには）厚労省からの完全な独立性が必要。確かに、副作用等の被害者団体は独法化の際に『責任を厚生労働省が負う形が必要。最終責任から厚労省が逃げない構図が必要』とのことから、今の組織体制（機構が審査・調査し、厚生労働省に報告する）となりましたが、これは大きな弊害を生んでいると感じる。

厚労省の本音は、総合機構に対し『マスコミ等が騒いでいる製品はさっさと承認する（審査上の問題点を含めて、専門家を説得しさっさと対処）』『マスコミ等の世間が知らない安全性上の問題は、極力総合機構から報告しない』『マスコミ対応は慣れた本省が対応』です。

要するに、専門家集団である総合機構が独自の観点で、審査や調査をし、その結果が公になることで、その後の面倒なマスコミ・国会対応を避けたいとのキャリア官僚ならではの発想があります。総合機構内の幹部をみてもお分かりかと思います。一部の部長を除けば、部長以上職はすべて厚労省からの薬系キャリア出向者で占められており、これはまさに総合機構の業務を厚労省のコントロール下に置き、余計なことをさせない監視的な側面がうかがえます」

数百人規模の増員に関しても、「一番喜んでいるのは、従来早期勧奨（退職）者であるはずの霞が関薬系官僚だと思う。確かに現状の総合機構の人員では欧米並みの審査や調査・分析は不可能かと思うが、数百名の増員が霞が関薬系官僚の幹部出向ポストを増やしただけとならないよう配慮が必要」との回答もあった。

予算の執行については、組織内の部門間「格差」が指摘されている。「予算の使用にあたっては、ＰＭＤＡ内で非流動的であること（ＰＭＤＡの部門により、予算が不足しがちな部署と予算が余る傾向にある部署とがある）から、この手数料の imbalance により、『医薬品行政の本来あるべき組織像』から遠のく現状となっている」

寄り合い所帯の困難さを抱えたＰＭＤＡは、厚労省の薬系技官の金城湯池のようだ。厚労省の技官といえば、ふつう医師免許を持つ医系技官を思い浮かべるが、旧医薬局の流れをくむ「医薬・生活局」には薬剤師資格を持つ薬系技官が集まっている。

アンケートから一二年が過ぎ、組織文化は変わったのだろうか。新型コロナワクチンの副反応疑い死亡の因果関係を認めようとしない姿勢は、厚労省と製薬メーカーに頭が上がらない組織風土と無縁なのだろうか。ＰＭＤＡの広報に「副反応疑い事例の評価は、だれが、どのようにして決めているのか、具体的に教えてほしい」と取材を申し込んだ。

すると予想外の反応がくる。「副反応報告の制度には、さまざまな組織が関与し、運用していることから制度自体を所管している厚労省の担当部門と確認しまして、厚労省医薬・生活衛生局医薬安全対策課にて取材の詳細をお伺いさせていただくことになりました」と返答されたのである。相変わらず、「マスコミ対応は慣れた本省」の役割のようだ。

医薬安全対策課の担当官に連絡を入れ、健康局健康課予防接種室の担当官も含めた取材の場が設けられた。

### †厚労省担当官との一問一答

ここに、副反応疑い報告を実質的に管理している担当官たちとのやりとりを一問一答形式で再現しておこう。

——副反応疑いの個別事例のα、β、γの評価は、だれが、どのように行なっているのか。

「PMDAが選定した専門家のご支援をいただき、原疾患との関係や、薬理学、時間的経過要素などを勘案し、医学、薬学的観点から総合的に判断している」

——何人で、事例を評価するのか。評価者の資格はどうなっているのか。

「人数は、いまここでは情報がないので、お答えできない。評価に当たる専門家は、呼吸器、循環器、神経、皮膚等の幅広い臨床経験または、副作用もしくは副反応症例の因果関係評価の相応の経験を有する専門家（教授、准教授、講師クラス）のなかから選定している。評価のプロセスは、まず二名の専門家に事例の評価をお願いして、一致した場合は、それを評価結果とする。不一致の場合は、もう一名の専門家に評価を依頼し、二名の評価が一致したものを評価結果として採用している」

――副反応疑い死亡例のなかには、現場の医師が、接種と死亡の因果関係に「関連あり」と報告したものが相当な数ふくまれている。そのようなケースでも、ＰＭＤＡの専門家が「死因を推定するための情報が乏しい」などのコメントをつけて評価不能のγとしている。先に患者を診た医師の診断をひっくり返すのは、かなりの根拠が求められるが、死亡例の評価はどのようにしているのか。

「死亡例の評価も、とくに変わるものではない。γ判定には二つの要因がある。第一に死因と考えられる事象の診断、事象とワクチンの因果関係を判断するための情報が不足していること。二つ目は情報不足ではないが、得られた情報からは偶発的に起きたこと、合併症によるもの、併用薬によるものなどの区別ができないこと。後者については、個別評価ではなく、集団での評価に依らざるを得ない」

――全体の傾向として、ファイザーの副反応疑いで一〇〇万回接種当たり、死亡報告は七件程度発生している。一〇〇万回当たり何件を超えたら「有意な差」として接種見直しの対象となるのか。件数の目安はいくつか。

「具体的な線引きは、個別の疾患にもよるし、注意喚起の必要性などもあり、審議会委員の先生からご意見をいただいている。先生方の判断によるものと認識している」

――現時点で注意喚起をしているのは、アナフィラキシー、血小板減少を伴う血栓症、心筋炎・心膜炎。これだけか。

「そうだ。重大な副反応としては、それらの注意喚起をしている」

――やはり個々の評価の仕方がひっかかる。現場の報告医が因果関係の「関連あり」とした診断を覆し、評価不能とコメントしている専門家は、医師資格を持っているのか。医師が下した診断を医師でない専門家が評価するのは不適当であろう。

「資格は、各専門家の先生方がいるが、医師免許をもっているかどうか、いますぐには答えられない。少なくとも、先生方は、医学、薬学のエキスパートと承知している」

――厚労省のデータベースにアップされた死亡例のなかには、臨床的に因果関係が濃厚なものがいくつもある。これらをγ判定にした根拠とは何か（と、具体例を示して質問）。

「われわれ安全対策課のメンバーが個別症例に言及するのは避けたい。申しわけないが、個別症例についてはお話しできない」

厚労省の官僚たちは、個別の死亡例からは距離を置き、アナフィラキシー以外の症例には疫学的に有意な差を求めようとする。実際に重篤な副反応が起きた当人や家族、医師らの切実な思いと霞が関の意識は大きく隔たっている。

個別の死亡例に臨床的な光を投じなければ、因果関係の濃淡は見えてこない。

私は、小児血液がんの学匠で、ワクチンや免疫に詳しい名古屋大学名誉教授・小島勢二氏に見解を聞いた。

## †臨床医学視点の三つの基準

小島氏は、一九七六年に名古屋大学医学部を卒業し、公立・公的病院勤務を経て、一九九九年に名古屋大学小児科教授のポストに就いた。臨床の傍ら急性リンパ性白血病に対する自家ＣＡＲＴ－Ｔ細胞療法や、ゲノム配列を高速で解読できる次世代シークエンサーを用いた診断などの先端医療を開拓。遺伝子技術や免疫作用に通暁しており、いまも小児科クリニックでワクチン外来を担当する。臨床と研究の両面で、ワクチンをよく知る医学者の一人だ。

小島氏は、厚労省が注意喚起したアナフィラキシー、血小板減少症を伴う血栓症（ＴＴＳ）、心筋炎・心膜炎のリスクの高さに注目している。

具体的な症例に焦点を当てよう。血小板減少症を伴う血栓症（ＴＴＳ）の死亡例にも不可解な解釈が見受けられる。「新型コロナワクチン（スパイクバックス筋注、武田薬品工業）接種後に死亡として報告された事例の一覧」のナンバー一二。

基礎疾患のない四七歳の男性は、二回目接種翌日から悪寒、発熱、不穏な状態が続き、六日後に亡くなっている。解剖を経て、死因はＴＴＳと報告された。血中の血小板が減って出血しやすくなり、微小な血管に血栓が詰まって脳出血が起きた。報告医はワクチンとの因果関係に「関係あり」と推認している。判断の根拠は、血液検査で「血小板第四因子抗体（抗ＰＦ４抗体）」陽性の結果が出ていたからだ。小島氏は、こう説く。

「二〇二一年春、アストラゼネカ製ワクチンで血小板減少を来《きた》すことがわかり、研究が進みました。判明したのは、血小板が活性化されると放出される血小板第四因子に対する自己抗体（抗ＰＦ４抗体）が産生されて血小板減少が起きること。これは自己免疫疾患の一種です。つまり抗ＰＦ４抗体が検出（陽性）されれば、ワクチンによるＴＴＳと診断がつく。現に日本脳卒中学会と日本血栓止血学会の公開ガイドライン『ＣＯＶＩＤ－19ワクチン接種後の血小板減少症を伴う血栓症の診断と治療の手引き』には抗PF4抗体があれば、『TTSとして速やかに治療を開始』とある。接種との因果関係は明らかです」

ところが、である。この事例でも報告を受けた専門家は「ワクチン投与に関連する可能性が大きい」としつつ「さらなる情報の収集・解析が望まれる」とγに分類している。すべて「わからない」としておけば、当面の責任は回避できる。しかし、そうしている間も、家族を副反応疑いで亡くした遺族は孤立し、深い闇のなかをさまよう。

もはや無いものねだりのように情報の不足をあげつらうよりも、実態に即して因果関係をとらえ直す尺度が必要なのではないか。小島氏は、臨床医学の視点から因果関係を見極める「三つの要件」を提唱した。

「接種と疾患の病因の関連が『医学的に説明可能』で、接種と疾患発症とに『時間的関連性』がみられ、『他に明確な原因がない』という場合は、因果関係ありと判断するのが妥当だと思います。副反応報告の公開データを調べて、この三基準に行きつきました」

じつは、小島氏が医学的観点で提起した三要件は、過去の予防接種禍裁判例の救済にかかわる因果関係認定の基準とも一致する。三章で健康被害の救済と法律、被害者が国を相手にした裁判闘争について詳しく記すが、因果関係を現実的に判断する三つの要件は、重要な落としどころといえる。

疫学的な安全性と個別の病理リスクをつなぐ回路がそこにある。

二〇二二年七月二五日、新型コロナワクチンの健康被害救済制度で、急性アレルギー反応・急性心筋梗塞で亡くなった九一歳女性の「死亡一時金（四四二〇万円）・葬祭料（二一万二〇〇〇円）」の請求が認められた。死亡例では初の救済措置だ。九月九日には、間質性肺炎急性増悪で死亡した九一歳男性、血小板減少性紫斑病・脳出血が死因とされる七二歳の男性への死亡一時金と葬祭料の支給も決まった。同じく一〇月一七日に免疫性血小板減少症の疑いで亡くなった七二歳男性の請求が認められる。四人しかいまのところ補償されていない。あとには少なくとも二〇〇件以上の死亡一時金の申請が続いている。次章では副反応報告の因果関係の見極めから健康被害の救済へと、踏み込んでいこう。

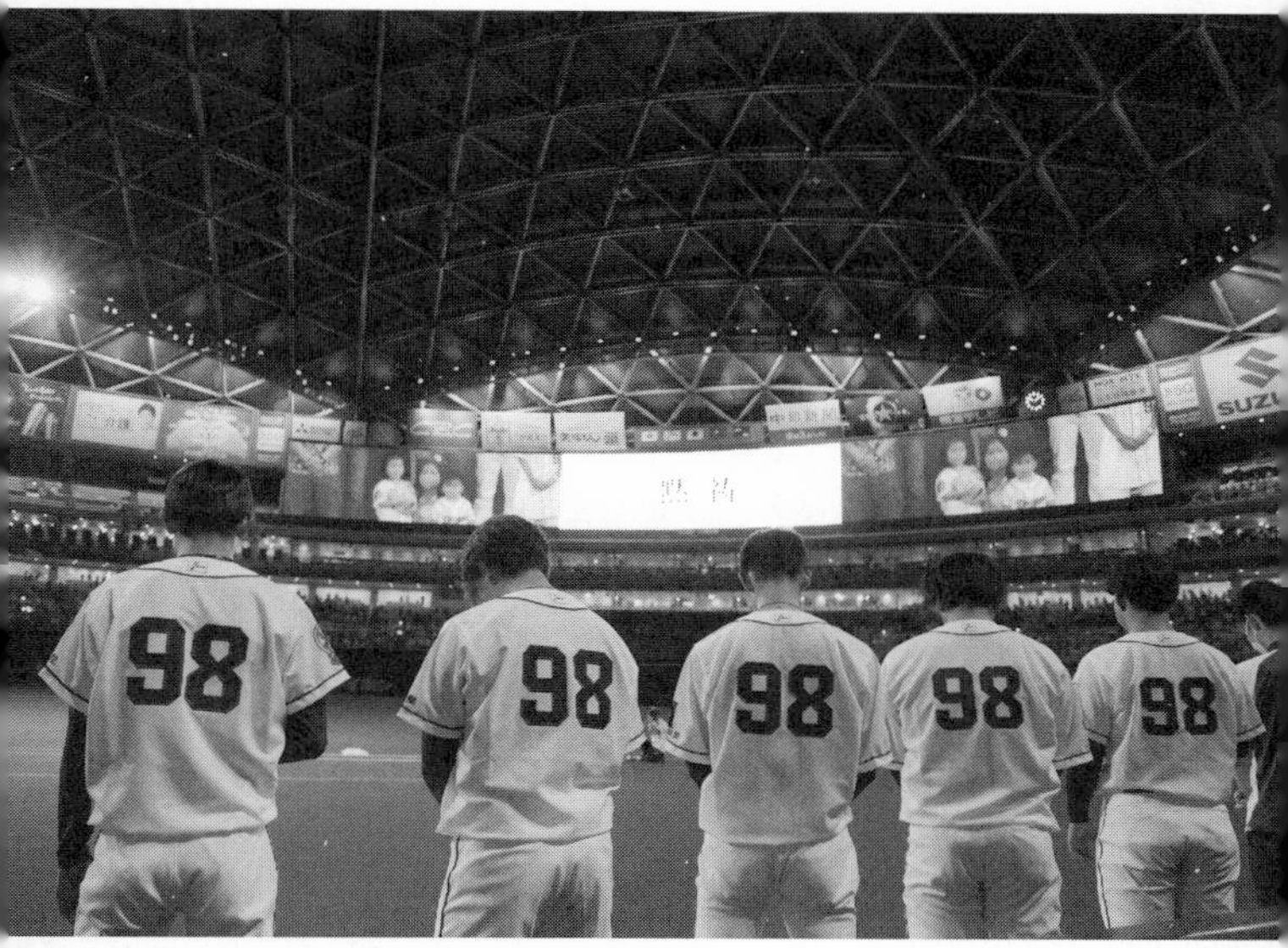


三　章

# 救援投手の死と「救済」

木下雄介さんの追悼試合を前に、背番号「98」のユニフォームを着て黙禱する中日ドラゴンズの選手たち（2021年9月5日、愛知県名古屋市） photo=共同通信社

## †トレーニング中の急変

「イヤホンを忘れた。持ってきてくれる?」。携帯から聞こえた木下雄介さんの口調はふだんどおりだった。「わかった。すぐ行くね」と妻の茜さんは答える。雄介さんは中日ドラゴンズの救援投手だった。好きな音楽をイヤホンで聞いて、心を鼓舞しながら激しいトレーニングをこなす。一軍のマウンドに立つために肩と肘の手術を受け、リハビリと下半身強化に懸命だった。「パパに届けに行こう」と茜さんは四歳の娘を連れて車に乗り、ナゴヤ球場の室内練習場へと向かう。朝一番で幼稚園の七夕祭りに出た娘は、白地に赤い柄の浴衣を着ていた。

二〇二一年七月六日、ほの暗い梅雨空に野鳥が飛んでいる。午前一〇時、ナゴヤ球場に着き、茜さんはLINEで知らせた。現れた雄介さんは、「わぁ可愛いなぁ」と浴衣姿の愛娘を抱き寄せる。「一緒に写真、撮ろう」と茜さんがスマホを向けた。娘の横にしゃがんだパパは破顔一笑、Vサインで応える。つかの間のパパと娘の思い出づくり。撮り終えて「じゃ、バイバイ」とパパは手を振り、トレーニングルームへと走っていった。

それが元気な雄介さんの最後の姿になろうとは、誰が想像できただろう。

八日前に雄介さんはモデルナ製ワクチンの一回目接種を受けていた。副反応を不安がる同僚に「まさか命をとられることはないやろ」と励まし、職域接種に向かった。接種後、ほかの選手が腕の痛みを口にすると「おれの手術した右肩のほうが何百倍も痛いで」と言い返し、笑い飛ばす。発熱や倦怠感もなく、いつも通りの生活を送っていた。それなのに娘と交わした「バイバイ」が今生《こんじょう》の別れになろうとは……。

茜さんと別れた一時間後の一一時〇七分、スタッフがトレーニング中の雄介さんの異変に気づいた。

「大きなゲップのような音がして、雄介は仰向けに倒れて、身体が硬直していたそうです。だけど『呼吸をして、心臓も動いていたから、その時点では救急車を呼ぶ必要はなかった』と後で説明されました。チーフトレーナーが来てから救急車を呼び、離れた場所にあったAEDを近くにいた選手に持って来させて使った、と聞きました。緊急の救命体制がもっと整っていればと悔やまれてなりません」

と、茜さんはふり返る。

チーフトレーナーが救急要請をしたのは一一時一三分、倒れてから六分が経っていた。街頭で昏倒したようなケースで、六分後に一一九番通報されれば早いほうかもしれないが、場所はトップアスリートが肉体を鍛える室内練習場である。トレーナーも近くにいた。救命の現場では心拍再開が一分遅れるごとに致命率が一〇％下がるといわれる。心臓マッサージまで六分かかっていたら致命率は六〇％と考えられる。初動は非常に重要だった。

一一時一七分、救急車が到着し、雄介さんは球場の近くの藤田医科大学ばんたね病院に運ばれた。心肺停止状態だった。心肺蘇生が試みられるが、致死性不整脈（心室細動）が何度も起きる。心室の拍動が極端に速まり、不規則に痙攣《けいれん》したような現象が生じた。心臓が血液を送り出せていない。

入院から二時間後、循環を人工的にサポートするVAエクモ（静脈脱血・動脈送血体外式膜型人工肺）が装着される。VAエクモは、大腿静脈から挿入された管（カニューレ）を通して右心房からポンプで血を抜いて、体外の膜型人工肺に送り、二酸化炭素を取り除き、酸素化して大腿動脈から体内に戻す。患者の心臓を休めて、回復を期すシステムだ。

翌日、高度な医療機能が整った藤田医科大学病院本院に雄介さんは転送される。茜さんは、もしかして接種が……と不安がよぎる。

じつは、雄介さんの治療プロセスにはワクチンの副反応と重篤な疾患の関係を読み解くヒントが、ちりばめられている。藤田医科大病院の主治医で循環器内科学重症心不全分野教授の簗瀬《やなせ》正伸《まさのぶ》氏らは、日本心臓病学会の『Journal of Cardiology Cases』に患者名は匿名で「劇症型心筋炎の剖検例報告——mRNA COVID-19ワクチン接種後（原文は英語）」と題して雄介さんの事例をデータ付きで紹介している（二〇二一年七月三日公開）。

遺族の木下茜さんの了解を得たので、この報告と簗瀬教授へのインタビューをもとに、搬送後の経過をたどっておこう。やや専門的な記述が続くが、おつきあい願いたい。

## †心臓突然死の引き金？

藤田医科大病院に転院してすぐ、超小型のポンプを内蔵したインペラと呼ばれるカテーテル装置が心臓に入れられた。循環の補助装置だ。医療チームは懸命な治療を続ける。

併せて、病因が探られる。三か月前に雄介さんは、右肘関節内の側副靭帯《じんたい》再建術を受けていた。大リーガーの大谷翔平選手やダルビッシュ有投手も経験した靭帯の修復手術だ。その術前検査で、心電図の異常と軽度の心拡大が見つかっていたが、本人は無症状で、家族にも心血管疾患や突然死の病歴はなく、それ以上の検査は行なわれなかった。激しい運動に適応して心臓が肥大するスポーツ心臓の傾向もみられた。

入院後の心臓超音波検査（心エコー）で、左心房と左心室の拡大、左室駆出率（LVE

F、心機能の指標）の二五％への低下がわかった。LVEFの正常値は五〇％以上といわれる。さらに心エコーで、診断の鍵を握る異変が見つかった。心臓内で血液の逆流を防ぐ僧帽弁の一部が著しく逸脱し、マリグナント（悪性の）僧帽弁逆流症（MR）が起きていたのだ。もちろん本人や家族がこの病名を聞いたことは一度もない。
MRは、心臓（この場合は左心室）の収縮時に僧帽弁が閉じなくなる病気である。心臓は拡張と収縮をくり返して血液を全身に送る。収縮時に僧帽弁が半開きだと大動脈に送り出す血液の一部が左心房に逆流する。重症化すれば心不全や心臓突然死につながりかねない。サッカーやマラソンの選手が練習中に倒れて帰らぬ人となったケースもある。

雄介さんは倒れる前に息苦しさや胸痛を訴えてはいなかった。ハードなトレーニングを続けており、潜在的なリスクに気づかず、生活をしている。MRに加えて「何か」がきっかけとなり、致死性不整脈を引き起こしたと推察される。

医療チームは、その何かを臨床的知見から「劇症型心筋炎」と考えた。心筋炎は、たびたび触れているように厚労省がワクチン接種後の注意喚起を呼びかけている病気の一つだ。心筋炎のなかでも心機能が急激かつ極端に低下し、全身の循環を維持できなくなる病態を劇症型心筋炎と呼ぶ。

「慢性重度のMRによる心不全を伴う劇症型心筋炎」と医療チームは診断し、炎症を抑えるステロイド療法を開始した。並行して心筋炎の根拠をつかもうと「心内膜心筋生検」を行なう。心臓の筋肉組織の一部をカテーテルで採取し、炎症を確かめる病理検査に回した。

前章の大阪医科薬科大学の法医学教室の剖検では、心筋への炎症細胞の浸潤が顕微鏡で観察されている。似たような炎症所見が得られれば劇症型心筋炎に間違いない。

医療チームは、三か所の組織検体を採って病理検査にかけた。出た結果は、意外にも、どの検体からも炎症所見が見つからなかった。

では、心筋炎が起きていなかったのかというと、そうではない。心筋炎への効果が期待されていたステロイド療法でバイオマーカーは好転し、雄介さんは入院四日目にVAエクモを離脱している。心筋炎にステロイドが効いたパターンだろう。七日目にはLVEFが四五%に改善し、インペラも外される。旺盛な生命力で心臓の機能は回復した。

だが、頭部CT（コンピュータ断層撮影）検査で重い脳浮腫が見つかる。心停止の時間が長くて十分な酸素が脳に送られなかったために低酸素性脳症を発症していた。人間の体は、臓器というパーツの寄せ集めではなく、高次に統御されて生命が維持されている。鎮静が解かれて目を覚ますはずが、目をつぶったままだった。

九日目には脳波が平坦になり、臨床的脳死状態であることを宣告される。

茜さんは雄介さんの手や足をアロマオイルで丹念にマッサージし、髪を洗った。

聴覚は最後まで生きているという。目を閉じている夫にずっと話しかける。子どもたちの声や好きな音楽を聞かせ、一縷の望みにかけた。が、しかし、二八日目、進行性の多臓器不全で雄介さんは息を引き取った。享年二七、あとに妻と幼い娘と息子を残して。

茜さんの胸裏に雄介さんと歩んだ日々が走馬灯のように駆けめぐる。肩のケガで駒澤大学を一年で中退し、地元大阪の不動産会社で営業をしながらもマウンドへの熱い思いを秘めていた雄介さんに「野球やったらええやん」と薦めたのは交際中の茜さんだった。雄介さんは四国アイランドリーグの徳島で速球派のリリーバーとして活躍し、ドラフト会議で中日から育成選手枠一位の指名を受けた。

二〇一七年春の入団会見には茜さんと長女も同席した。翌年、雄介さんは公式戦デビューをはたし、時速一五二キロの直球と落差のあるスプリットで打者をねじ伏せる。二〇年には中継ぎで一八試合に登板し、初セーブも記録した。二一年、飛躍が期待され、開幕一軍は間違いなしとみられ、オープン戦で好投を続けていたが、三月下旬の北海道日本ハムファイターズ戦で右肩を脱臼。手術を受け、一年後の復帰を目ざしてトレーニングを続けていた。曲折の多い野球人生ながらも、快活な雄介さんはチームメートに慕われた。シーズン中だったにもかかわらず、多くの選手が励ましのメッセージを寄せている。

「あんなに元気だった雄介が、どうして……。なぜ、突然、亡くなったのか知りたい」と茜さんは痛切に願った。そして「家族にとって大きな決断」だった病理解剖を受け入れる。

### †病理解剖の結果

二〇二一年一〇月末、病理解剖の結果が出て、劇症型心筋炎が確定した。光学顕微鏡で、血中リンパ球のT細胞や、白血球の一種で食細胞のマクロファージ、白血球に含まれて免疫反応を調節する好酸球などの心筋への「混合炎症性浸潤」が観察されたのである。それまでに医学界では、mRNAワクチン接種後、リンパ球や好酸球の浸潤が見られる心筋炎の症例が幾つも報告されていた。それらの病理所見とも一致した。ステロイドに反応して心臓の機能が改善した点も、好酸球性心筋炎の発症を示唆している。

もっとも、死因解明のキーポイントは、最初の一撃ともいえるトレーニング中の「致死性不整脈（心室細動）」がなぜ起きたかである。心内膜心筋生検の結果が悩ましかった。炎症所見がなかったことをそのまま受けとめれば、「最初、致死性不整脈は、不整脈性僧帽弁逸脱とスポーツ心臓によって引き起こされ、その後、心筋炎が発症した」（剖検例報告）と推定できる。しかし主治医の簗瀬氏らはMR先行説に疑問を呈し、心筋生検で炎症所見を得られなかったのは、心臓の炎症がない部分で検体を採った、いわば標的を外した「サンプリングエラー」との見方を強めた。

「患者の体で起きた一連の事象を総合的に考えると、サンプリングエラーだった可能性は高い（早い段階で心筋炎は起きていた）。彼が不整脈の基質をもっており、致命的な不整脈を起こしやすかった可能性はある」と剖検例報告に記した（カッコ内、山岡注）。

雄介さんは、もともと自覚症状はなく、本人は知らなかったけれど、重度の僧帽弁逆流症（MR）と心室性期外収縮という不整脈のリスクを抱えていた。そこにワクチン接種によると思われる劇症型心筋炎を発症し、MRや不整脈を悪化させ、致死性心室性不整脈・心停止に至った、と推し量るのが自然だ。ワクチンの副反応は複合的に体を痛めつけるのである。

簗瀬氏は、心筋炎がワクチン接種で誘発されたと考える理由を、次のように語る。

「これまで数十例の心筋炎の症例を診ていますが、解剖で得られた劇症型心筋炎の病理像が、いままでのウイルス性や自己免疫性の心筋炎とは大きく異なっていました。新型コロナに感染して心筋炎を発症するケースもありますが、それとも違う。最もよく見かけるリンパ球性心筋炎では心臓の広範囲に炎症が均等に広がっていることが多く、びまん性の特徴がある。ところが、このケースは心臓の一部に強い炎症がある一方、一部にはまったく炎症が生じていない。われわれの知らないことが起きている。これらの所見や、発症のタイミングから、原因として新型コロナワクチンが最も疑わしい。医学的には合理的な推認だと思います」

木下投手は、倒れる八日前にワクチンを打って、知らぬ間に心筋炎を発症していた。心臓のすべてに炎症が拡張していたわけではないので、心臓の機能は保たれ、呼吸苦もなかった。サンプリングエラーの原因もそこにありそうだ。彼がスポーツ選手でなければ、心筋炎もいつの間にか収まっていたかもしれない。「しかし」と簗瀬氏は、運動の影響をこう解説した。

「トレーニングの強度がどのぐらいだったかわかりませんが、心臓は、血圧（血管内の血液が持つ圧力）が正常域（収縮期血圧一二〇㎜Hg程度）なら血液をちゃんと押し出せますが、激しい筋力トレーニングで、収縮期血圧が一時的に二〇〇㎜Hgにもなれば、左心室は大動脈に血液を押し出すのに強い力が必要となり、心臓に大きな負荷がかかります。それでも従来は、総合的な体力があったからトレーニングも試合もできていた。だけど、そこに劇症型心筋炎が加わって、バランスが崩れた。致死性不整脈である心室細動が起きて心停止になったと推測できます」

最終的に心臓の機能は回復したが、心拍停止による低酸素性脳症に伴う脳浮腫で脳の機能が損われる。脳が統御できなくなった臓器は恒常性を維持できず、多臓器不全に至った。ワクチン接種による心筋炎が一連の有害事象の決め手であろう。

## †不可解な「γ」判定

ところが、ＰＭＤＡと厚生労働省は主治医である簗瀬氏の見立てを否定する。二〇二一年一二月二四日付で厚労省の副反応疑い死亡例データベースにアップされた雄介さんのケースへの「専門家による評価」は首を傾げるものだった。茜さんは評価不能の「γ」と判定され、驚いた。聞いていたワクチン接種と心筋炎の因果関係が覆されている。ＰＭＤＡが選定した専門家によるコメントに現実感はなかった。コメントをみてみよう。

「剖検で心筋炎の確定診断がなされているため、心筋炎の診断自体は妥当と考えられる。従って、七月六日の心室細動、心停止の原因の一つとしては、心筋炎の発症が時間的関連からは疑われる」

と、冒頭の書きぶりは心筋炎と最初の一撃である心室細動の因果関係を示している。

「その一方で、心拍再開後の心エコーにて認められた高度の僧帽弁閉鎖不全症（ＭＲ）が、左房径の著明な拡大を伴っていたことから、ＭＲ自体はワクチン投与前より存在していた可能性も高く、また原疾患・合併症・既往歴の欄に心室性期外収縮（ＰＶＣ）の記載もあるため、心筋炎の発症が既存のＭＲやＰＶＣの病態を悪化させ、心室細動・心停止に至った可能性も考えられる」

心筋炎がＭＲなどの既往症を悪化させ、心室細動に至った可能性も高い、と常識的な見方をしている。

「実際、補助循環用ポンプカテーテル（Impella）離脱後の七月一七日の心エコーでは、左心系の高度な拡大は継続しているものの肉眼的なＥＦ（駆出率――心室収縮機能の代表的指標）は四五％程度と比較的保たれている（七月八日よりは改善）ことから、八月三日の多臓器不全・心停止は、心筋炎による低心機能（ポンプ失調）のみが原因とは積極的には疑いにくいとも考えられ、（併存病態の）高度ＭＲによる心不全の悪化も多臓器不全に寄与しているとも考えうる」（（　）内、山岡注）

心筋炎とMRによる心不全の悪化が重なり、多臓器不全による死に至ったと概観している。不可解なのはこの後の「ワクチンと心筋炎の因果関係」の記述である。

「ワクチン接種後八日目の発症ということから、ワクチンが原因である可能性は排除できないと考えるが、一方で得られている情報からは、ワクチンが原因であることを示唆する根拠は時間的関連性のみとも考えられる（ウイルス性による発症も否定はできない）ため、ワクチン接種が心筋炎の原因だと強く疑うことは困難と考える」

心筋炎は、ワクチン接種後八日目に発症しているので「時間的関連性」から因果関係が考えられる。しかし、「ウイルス性による発症も否定できない」のでワクチン接種が心筋炎の原因と強くは疑えない、と正反対の結論へと導く。評者は「守りに入った」ようだ。

茜さんは厚労省に電話をかけ、内容を問い質したが、一向にらちがあかない。誰が、どのように評価しているのか、疑問ばかりが膨らんだ。最愛の夫を亡くして憔悴しているところにγ判定で追い打ちをかけられたようだった。

### †疑わしきは解明すべき

ファイザーはワクチン製造販売業者として、二〇二一年一二月六日から二二年八月七日までに心筋炎二二八件、心膜炎八二件の疑い例を報告した。このうち二五人が死亡している。六七歳女性、八五歳男性、五六歳男性の死亡例では、いずれも「心筋炎は市中感染症などを契機として自然発生することが知られている疾患であり、ワクチンによる心筋炎なのか、ワクチンと関係のない自然発生した心筋炎なのかを判別することは困難である」と副反応報告のデータベースには判で押したような文言が並ぶ。

モデルナも、同時期に心筋炎一四三件、心膜炎三六件の疑い報告を出しており、少なくとも一〇人が亡くなっている。五七歳男性のケースで専門家は「経過は劇症型心筋炎として矛盾なく、時系列からするとワクチン接種との因果関係を完全には否定できない」と記しながら「心筋炎発症前の心機能やアレルギーに関する情報も必要」とし、γ判定……。死んだ人を生き返らせなくては得られないような情報を、あえて求めている。

臨床経験を積んだ医学者たちは、木下投手のケースのγ判定をどう受けとめているのか。

名古屋大学名誉教授の小島勢二氏は次のように述べた。

「心筋炎はウイルス性による発症も否定できないとしていますが、ふつう風邪症状が心筋炎を起こします。このプロ野球選手の方は、ワクチン接種後も平常どおりの生活をして、ハードなトレーニングをされていたわけですね。風邪をひいていたとはなかなか考えられない。これでγ判定は納得できませんね。因果関係ありと考えるのが合理的でしょう」

遺伝子研究の世界的権威で、『ゲノムに聞け　最先端のウイルスとワクチンの科学』の著者でもある、国立研究開発法人医薬基盤・健康・栄養研究所理事長の中村祐輔氏は、γ判定と専門家のコメントについて、次のように語った。

「このコメントは何を言いたいのかよくわかりません。本来、強く疑わなくても、可能性を排除できないなら、疑わしきは科学的に解明し、ワクチン接種後の不幸を防ぐ方法を探るのが、医師・科学者としての責務ではないかと考えます。接種後何日目だったら関連性が高いと言えるのか曖昧です。このロジックでは、接種直後のアナフィラキシー（アレルゲンなどの侵入により、複数臓器に全身性のアレルギー症状が引き起こされ、生命に危機を与える過敏反応）でない限り、因果関係の認定はできないように感じました」

中村氏は、過去の薬害事件を例にとり、専門家の姿勢を問い直す。

「この患者さんの心筋炎の発症は疑いのない事実です。それに対し、検証もできないのに、ウイルス性の可能性を言い出すと、すべて判定困難になります。サリドマイド事件（一九六〇年前後に母親が服用した医薬品サリドマイドの副作用により世界で約一万人の胎児が被害を受けた）も、薬害エイズ事件（一九八〇年代に血友病患者にウイルスが死滅していない非加熱血液製剤を使用したために大勢がＨＩＶ感染した）も、疑いを否定したことから被害が拡大しました。ワクチンの社会的利益は大きいと言っても、不幸が起きる可能性から目を背けるのは科学的に正しくない。多様性の幅が広い免疫反応を直視し、はっきりと白黒をつけて、不幸をできる限り少なくする姿勢が国にとっても医学者にとっても重要なのです」

木下投手の妻、茜さんの「誰が、どのようにして、評価しているのか」という疑問は、すべての副反応疑い死亡者の遺族に共通する思いである。評価主体であるＰＭＤＡを「コントロール下に置いている」厚労省は、第三者の医学者たちの批判も馬耳東風と聞き流しているのだろうか。

## †戸惑う自治体の窓口

あやふやなγ判定は、一家の大黒柱を失った家族の将来に不安を投げかける。

幼い二人の子どものシングルマザーになった茜さんは、二〇二一年暮れ、家族で住んでいた愛知県の自治体に「予防接種健康被害救済制度」の申請を問い合わせた。これは、予防接種で稀《まれ》とはいえ必ず生まれる健康被害者を「迅速に幅広く」救うしくみである。

被害者や遺族は、書類を揃えて市町村の窓口に補償の請求をする。請求は厚労省に送られ、疾病・障害認定審査会が一件ずつ可否を審議し、結果を厚労大臣に伝える。最終的に厚労大臣が認定の可否を決めるが、事実上、審査会で決定される。被害者が亡くなったケースでは、死亡一時金（四四二〇万円）の支給が焦点となる。認定に際して「厳密な医学的な因果関係までは必要とせず、接種後の症状が予防接種によって起こることを否定できない場合も対象」とする方針が決まっている。

しかし、茜さんが問い合わせた自治体の窓口職員は面食らって戸惑うばかりだった。

「相談に行っても、向こうもこっちもわかっていなくて、上司に聞きます、待ってください、と。その後も、書類が足りません、また連絡します、のくり返しでした」と振り返る。

申請の第一関門は、自治体に提出する書類を揃えることだ。健康被害を受けた人が後遺症に苦しみながらも生きている場合は、「医療費・医療手当」「障害児養育年金」「障害年金」などの請求書や受診証明書、領収書などが求められる。

被害者が亡くなって「死亡一時金」を請求する際には、請求書・死亡診断書等・接種済証・診療録等・住民票等・戸籍謄本を揃えなくてはならない。このなかで、遺族がもっとも神経を使うのが「診療録等」だ。病気の発症とワクチン接種の関係を推認するのに欠かせない資料である。

厚労省は、「診療録等」を「予防接種を受けたことにより死亡したことを証明することができる医師の作成した診療録（サマリー、検査結果報告、写真等を含む）」とＨＰで説明している。ただし、接種後、自宅や路上で突然死した事例では、そもそも危篤状態で医療機関の治療を受けていないので「診療録等」がないことが多く、病理解剖のデータや、生前の診療記録をかき集めなくてはならない。

茜さんもまた、「診療録等」の提出を求められて困惑した。

「自治体の職員に『診療録等』って何ですか、と聞くと、カルテですって。雄介のカルテは約二〇〇〇枚もあって、そのデータをＣＤに入れて送ればいいのか、プリントアウトして送ればいいのか、どうしようと思案していたところに、評価不能のγ判定が出たんです。それまで主治医の先生からはワクチン接種と心筋炎の発症は関係している、因果関係はあるとお聞きしていたので、評価不能ってなに？　とガックリきて、ああもう認定してもらえないのかなぁ、と申請の作業を中断してしまいました。いま申請しても認めてもらえないのなら、もう少し、時間を置いたほうがいいのかとも思い、躊躇しました」

## †球団側の補償は?

ちょうどそのころ、雄介さんの「障害補償」をめぐって中日球団との話し合いも難航していた。当初、「雄介さんが倒れた後、周りの人間がすぐに救命活動を行なった。救急車もすぐに来てくれた」と球団関係者から説明されていたが、茜さんがその場にいた選手やトレーナーから話を聞くと、異なる情景が浮かび上がってきた。最初に雄介さんの異変に気づいたトレーナーは、前述のように「呼吸をして、心臓も動いていたから、その時点では救急車を呼ぶ必要はなかった」と悪びれずに述べた。すでに雄介さんの意識はなく、身体が硬直していたが、救急車を呼ばなくても問題はなかったと正当化しているように聞こえる。その後、チーフトレーナーが駆けつけて救急車が呼ばれ、AEDが使われている。

こうした初動の救命救急に感じた違和感は、二〇二一年七月二九日、雄介さんが入院し、必死で病魔と闘っていたころに『週刊新潮』が「中日『木下雄介』投手がワクチン接種後に『重篤』危機」と報じて増幅される。家族は、雄介さんが倒れたことを表沙汰にしたくなかった。球団にも公表しないよう頼んでいたにもかかわらず、記事が出る。翌日、家族は球団代表と報道について話し合った。その場で、球団代表は、茜さんたちの神経を逆なですようなセリフを吐いた。

「木下くんの場合は、こんなことを言うと申しわけないですけど、全国のニュースには、ちょっとならないかなぁと思っています」

これが、生死の境で命の炎を燃やしている選手にかける言葉だろうか。球団代表は、『週刊文春』の取材に「そんなこと言ってませんよ。それ、とんでもないことですよね」と否定しているが、念のためにと茜さんが録音したスマートフォンに代表の音声記録は残っている。

球団との心の距離はじわじわと開いた。雄介さんが逝去して間もなく、球団は「弔慰金五〇〇〇万円を受け取ってほしい」とアプローチしてきた。突然の申し出に茜さんは返事を保留する。悲しみに浸っていたところに雄介さんをドラフトで指名した中日の元監督が来訪し、「残された家族のことが心配で来た。障害補償について聞いているか」と訊かれ、プロ野球選手にも障害補償が用意されていることを初めて知った。

球団と交わした「セントラル野球連盟通用野球選手契約書」には「練習または試合」で負った障害について、以下のように規定している。

「第一一条（障害補償）選手が本契約にもとづく稼動に直接原因として死亡した場合、球団は補償金五〇〇〇万円を法の定める選手の相続人に支払う。また、選手が負傷し、あるいは疾病にかかり後遺障害がある場合、六〇〇〇万円を限度としてその程度に応じ補償金を選手に支払う。（略）等級は労働基準法施行規則第四〇条『障害補償における障害の等級』に規定された等級と同じ」

補償金の支払いには、球団が大手損保会社と契約している保険が適用される。そのためには、球団と遺族が保険金支払いの申請をしなくてはならない。保険会社は申請に必要な書類の提出を指定してきた。遺族側の準備書類は死亡診断書などに限られていたが、球団側には雄介さんが亡くなる二週間ほど前までさかのぼって、トレーニング経緯を記述するよう求めていた。

これに対し、球団がまとめたトレーニング経緯は、雄介さん本人が手書きで残していた練習記録や、トレーニングルームに一緒にいた選手らから聞き取った内容と違っていた。

たとえば、雄介さんが倒れたとき、トレーニングルームにいた関係者たちは彼が「レッグプレス」でハードな下半身の鍛錬をしていたと証言したが、球団のトレーニング経緯にはそれは一切書かれていなかった。

レッグプレスは、椅子に座って重いウエイトで負荷のかかった板を両足で押して足腰を鍛えるマシンだ。通常、中日球団では二〇〇キロの重量を使っていたという。家族側が、トレーニング経緯にレッグプレスも書き加えるように求めると、球団側は頑として拒む。「レッグプレスをやっているところを見た人はいない」と主張し、話が平行線のままになったという。「事実を曲げてほしくない」遺族側との対話が途切れる。球団がレッグプレスを排除したがるのは保険支払いの責任割合を小さくしたいからだろうか。

そこで、私は、この件について、中日球団にオフィシャルサイトの広報コールセンターを通して取材を申し込んだ。が、遺族との交渉は「代理人の弁護士に委ねている」と説明されただけで、期日までに取材を受けるかどうかの返答すら寄越さなかった。

労働者が業務に起因する病気を発症して亡くなったのなら、普通は労災保険の適用が考えられる。一般に企業が加入する労災保険なら、事業主が負担する保険料でまかなわれる「政府労災保険」と、損保会社が扱う「任意労災保険」の二つがある。任意労災には、企業独自の立場から給付をする「法定外補償保険」や「使用者賠償責任保険」などが用意されている。

しかし、プロ野球選手は、一人ひとりが個人事業主なので通常の労災保険は使えない。その代わり統一契約書第一一条の障害補償が用意されている。試合や練習といった〝業務〟による病気で亡くなれば補償を受けられる。問題は業務、つまり雄介さんの場合はトレーニングが発症にどう関係しているか。体に負荷をかけるトレーニングが心臓疾患にどんな影響を与えたかの見極めだ。球団側は雄介さんのトレーニング内容を「軽く」して責任度合いを低くし、保険金支払いを有利にしたいように感じられる。

もしくは球団のブランドを守ろうとしているのか。一般企業なら労災に近い案件で、球団の責任が問われ、社会的に注目されれば、信用にキズがつく。労働基準監督署の指導や勧告の対象にはならないにしても、信用が棄損されれば球団代表の責任が問われるかもしれない。そうした事態を避けるためにも事業主側の責任をあらかじめ小さくしておきたい、と考えても不思議ではない。

保険会社は保険会社で、新型コロナワクチン接種による健康被害での保険金支払いに抵抗しているようにも受けとれる。過去にこのような例はなく、前例をつくりたくない。そこで接種とトレーニングと発症の関連を厳しく査定しているとも考えられる。

だが、明らかに統一契約書の第一一条の障害補償に当たるケースで支払いを怠れば、そのほうが社会的信用を失墜する可能性が高い。

## †「死者に厳しい」救済制度

球団との障害補償の話し合いは、雄介さんの一周忌が過ぎても滞っていた。ワクチンの健康被害救済の申請も、副反応疑い報告のγ判定で茜さんの気もちが萎え、手続きが止まっていた。

だが、因果関係を評価不能と判定されても、ほんとうは落胆しなくてもよかった。健康被害救済と副反応疑い報告を結びつけて思い煩わなくてもいいのだ。ここが、被害者が救済と向き合うための重要なポイントでもある。遺族の目からは、因果関係を判定するしくみと救済はどちらも厚労省の制度で、直結しているように見える。だが、厚労省は因果関係の判定はモニタリングのためであり、救済とは別のものと公式に表明している。

茜さんに「厚労省は『副反応疑い報告制度と健康被害救済制度は違う』『両制度の目的は異なる』と国会（二〇二二年三月八日参議院内閣委員会）でも明言している」と伝えると「えっ。初めて聞きました。自治体の職員からもその話はなかった」と驚きを隠さなかった。そして、「救済申請の作業を再開します」と返ってきた。

接種後に家族を亡くした多くの遺族が、γ判定で茜さんと同じように気落ちし、健康被害救済への申請を諦めかけている。窓口の自治体も二つの制度を混同して、本来は「厳密な医学的な因果関係までは必要とせず」、幅広く、救済の申請ができるのに、余計な書類を要求する。厚労省は、両制度の混同を積極的に正そうとせず、聞かれれば「違う制度」と答えるだけだ。結果的に救済制度は迅速に運用されてはいない。

ここに制度上の綾がある。

二〇二二年一一月七日までに国が受けつけた救済申請の総件数五〇一三件のうち、死亡一時金の請求は四一八件だが、審査されたのは一九件にとどまる。一〇件しか認可されておらず、残りは保留もしくは否認だ。

その一方、健康被害を受けた人が後遺症などを抱えて生きている一〇〇〇件以上の医療費や医療手当の支給は認められている。生者を優先し、死者には厳しい。これが実態だ。

どうして死亡一時金の認定は遅れるのか。予防接種行政を担ってきた厚労省幹部にインタビューをした。

「ふつう年間に救済制度で審議される件数は一〇〇件程度です。年六回ぐらいの審査会で、毎回二〇件ぐらいずつ、二、三時間かけて丁寧に審議してきました。ところが、新型コロナワクチン接種が本格化してから約一年で三〇〇〇件ちかくの申請が出てきました。三〇年分の仕事を一挙にやらなくてはならないのです。要員を増やして懸命にやっています。不真面目にサボっているわけではありません。担当者は毎日、終電まで居残って対応しています。遅れて救済するのは救済していないことと同じですから、（生きている患者の）厖《ぼう》大《だい》なカルテを整理し、いつもよりずっと速く審査しているんです。ただ、死亡例は、情報が少ないなかで、残念ながら、その方は亡くなっておられる。因果関係の評価が定まっていなければ、類似事例も集めて統計的に解析しなくてはなりません。遅れているのはけしからんという批判、お気もちはわかりますが、内外の必要なデータを集めるには時間がかかります。とはいえ、『迅速に幅広く』救済するのが制度の趣旨ですから、いつまでも時間はかけられない。そのバランスが大事だと思います。疫学的な因果関係がわかってくれば、追認も十分あります」と厚労省幹部は語った。

「遅れて救済するのは救済していないことと同じ」とは、言いも言ったりだ。一刻も早く「救済」が必要な遺族を後回しにしていい理屈にはならないだろう。働き盛りで亡くなった人より九一歳の高齢者の事例を先に救済する感覚はわかりにくい。

新型コロナのパンデミック以前、厚労省幹部が言う「年間一〇〇件程度」の審査で、どのぐらいの予防接種被害者が救われたのか。一九八七〜二〇一九年までの三二年間で救済された総件数は三四一九件。そのうち医療費・医療手当が支給されたのは二七四一件、障害児養育年金六四件、障害年金四六六件、死亡一時金等一四八件。けっして十分とはいえない。予防接種を「国民の義務」とし、罰則まで付けて集団接種させ、接種後に子どもが死んでも「特異体質」のひと言で片づけてきた国の厚い壁にこじ開けられた救いの風穴の大きさがこれだ。救済制度の「考え方」を国は、こう掲げている。

「法に基づく予防接種は社会防衛上行われる重要な予防的措置であり、極めて稀ではあるが不可避的に健康被害が起こりうるという特性があるにも関わらずあえて実施しなければならないということに鑑み、健康被害を受けた者に対して特別な配慮をするために設けられた制度である」

いかにも霞が関の官僚が書いた長ったらしい文章だが、「特別な配慮」の必要性はつづられている。健康被害救済制度は、被害者が国との気の遠くなるような長いたたかいの末に勝ち取ったしくみである。そのたたかいの過程で、「迅速に幅広く」救済されるための現実的な要件、いわゆる「白木《しらき》四原則（または三基準）」を獲得した経緯をたどろう。

γ判定で翻弄される因果関係の議論も、法理的には白木三基準に行きつくのである。

## †健康被害者と国との長いたたかい

戦後、日本は伝染病（感染症）の撲滅を掲げて復興へと歩み出した。長く死因の第一位だった結核は特効薬ストレプトマイシンの導入で抑えられたが、天然痘や発疹チフス、ジフテリア、赤痢などの流行は断続的に続く。海外からの兵士の復員や、引き揚げで大量の人口が流入し、急性伝染病が蔓延《まんえん》した。日本を間接統治していたＧＨＱ（連合国軍最高司令官総司令部）は、進駐軍防疫隊を出動させ、大量のＤＤＴ散布でシラミ駆除を行なわせ、ワクチン投与を急がせる。一九四八年、予防接種法が制定され、一二疾病を対象に三〇〇〇円（現在の価値でおよそ三万円以上）の罰金付きで接種が義務化された。

政府はワクチンの開発に拍車をかける。その手足になって働いた感染症医のなかには旧陸軍の七三一部隊の生き残りも少なくなかった。予防接種で感染症による死者が減る半面、健康被害も続出したが、政府は社会防衛を優先し、被害データを隠す。ＷＨＯで天然痘の撲滅に尽力した医師、蟻田功《ありたいさお》氏は『予防接種制度に関する文献集Ⅳ』で、次のように述べている。

「私が厚生省の防疫課（現厚労省健康局結核感染症課）におりましたのが昭和二八年・二九

年（一九五三・五四年）頃でしたが、その頃は腸チフス・ワクチンの事故が相当に多くございました。防疫課長さんは私たちに事故の例を集計させられたわけですけれど、その表は机の引出しにしまってありまして、これはもう絶対に公表しない、一番関係の深い人たちだけが見る、という状況でございました」

蟻田氏は腸チフスのワクチン被害に言及しているが、戦後、庶民の口コミで恐れられたのが天然痘のワクチン、種痘であった。種痘を受けた乳幼児が、四〇度の発熱、痙攣を起こし、種痘後脳炎の診断を下される。脳性まひの重い障害を抱えたり、亡くなる子どもが跡を絶たなかった。『私憤から公憤へ　社会問題としてのワクチン禍』の著者で、自らもワクチン接種による被害を受けた子を持つ化学者吉原賢二氏の推定によれば、一九四七、四八年の二年だけで約六〇〇〇人が犠牲になっている。ほとんどが乳幼児である。この二年間の天然痘患者の数は四〇五人なので、副反応による被害者のほうが多い。

しかし、戦後復興から高度経済成長の時代に移っても厚生省は、予防接種による健康被害を隠し続ける。接種後に子どもが亡くなったら「特異体質」のひと言でピリオドを打つ。死亡例を「無過失予防接種事故」と呼んで国内的に放置しつつ、ＷＨＯには実態にちかい死亡者数を知らせるダブルスタンダードで臨んでいた。

たとえば、一九五一〜六六年にかけて、死亡診断書に基づく「人口動態統計」には「種痘事故死」が一六四人と記録され、厚生省公衆衛生局防疫課は、この数をWHOに報告した。ところが、同じ一六年間で国内向けの「種痘事故死届出数」はわずか六人とし、予防接種事故は「極めて稀」と言い続ける。幼子が種痘で命を落とすのを知りながら、見殺しにしたと糾弾されても仕方ないだろう。

転機は一九七〇年に訪れる。天然痘やインフルエンザ、腸チフスなどの予防接種事故で子どもを喪《うしな》った親、子どもに重い障害が残った親たちが団結して立ち上がった。きっかけの一つが七〇年六月一〇日、読売新聞の社会面に載った「『種痘後遺症』この現実」という記事であった。種痘後脳炎に侵された高田正明君（当時八歳）の実情を、父の清作さん（三八歳）が「これが接種後脳炎です。名前も公表して結構です。実情をしっかり見てください」と取材に応じている。いつの時代も、地獄の苦しみのなかにいる被害者が、捨て身の告発をしなくては、国は反応しないのだろうか。記事の一部を引こう。

「『ウーッ』突然おしつぶしたようなうめき声をあげて、正明ちゃんが倒れた。発作である。あわてて清作さんが抱き上げる。全身が硬直し、目をひきつらせ、よだれを流している。『オイッ！　クスリだ』清作さんの声に、妻の敏子さん（二八）がオロオロしながら、ひとつかみはある大量の発作止めを正明ちゃんの口に押し込んだ。

脳炎後遺症のてんかん発作が始まってすでに七年余。小発作は一日十回、意識不明になる大発作は数日に一回起きる。それは、いまも繰り返し続いている」

妻の敏子さんは、身長一メートル三〇センチ、体重二九キロの正明君を背負って、四キロ離れた私立の施設に歩いていく。公立の施設は「手がかかりすぎる」と門前払いされたという。過去二〇年間で一二〇〇〜三〇〇〇人の被害者が出たと推定されていたが、厚生省は、全国的な実態調査すらしようとしなかった。

「何度か一家心中を考えた。しかし、その決意を国にぶつけてやる。一生かけても、国の責任を追及する」と高田さんは、同じ種痘後脳炎の子どもを抱える親ら数人と「被害者父母の会」の結成を急ぐ。記事の反響は大きく、全国各地で被害児を持つ親が名乗りをあげた。そして、化学者の吉原賢二氏も発起人に加わり、一九七〇年六月二一日、東京都世田谷区三宿の重症心身障害児療育相談センターで、父母の会の第一回会合が開かれ、約四〇家族が集まる。被害者と保護者による「全国予防接種事故防止推進会」が結成された。

翌二二日朝、予防接種事故防止推進会の面々は厚生省に行き、村中俊明公衆衛生局長と会見。補償救済を求める「陳情書」を手渡す。その場での国とのやりとりを前掲書『私憤から公憤へ』をもとに再現しよう。

三重県在住の男性は声を震わせて厚生官僚に訴えた。

「種痘後に亡くなった私の子供のことについて県に相談に行ったら、『あなたのケースは昨年の事故で、もう過去のことです』と取り合ってくれなかった。お役所は家庭の不幸を紙屑のように扱ってもよいと思っているのですか。私の子供は医者の診断がどうあろうと、種痘さえしなければ死ぬようなことはなかった」。五〇年以上前の「怒り」だが、新型コロナワクチンの副反応疑いで家族を失った遺族の感情とまったく同じだ。

京都から予防接種事故防止推進会に加わったメンバーが厚生省側を問いつめた。

「……これまで放置して来たことは最大の怠慢であり、知っていたとしたら、無責任以外の何ものでもないですよ。一体、国は被害の起こることを知っていたのか、知らなかったのか」。被害者を前に村中公衆衛生局長は、「皆さんのお話をうかがいまことに申し訳ない」と頭を下げる。「私たちの力が足りなかった。責任は十分に感じています。救済措置についてはこのあいだ中間答申のあった伝染病予防調査会の意見でも指摘されており、現在、事務局で検討している最中です。また大臣も何らかの救済措置をとるよう指示しており、私たちも腰をすえて取り組んでいます。もう少し時間を貸していただきたい」。

被害者と面談したこの日、厚生省は、ようやく、予防接種に重大な副反応がつきまとい、事故が起きたことを認めた。法律がないから被害者の救済はできない、と言っていた当局が「行政措置」として救済を行なうという。その言葉を信じて、被害者たちは事態を静観し、救済制度が創設されるのを待った。

同年七月三一日、内田常雄厚生大臣は、ときの佐藤栄作内閣の閣議にはかり、医療費支給・後遺症見舞金支給・死亡者弔慰金支給を骨子とする措置が決まる。その内容は、後遺症に至ったときの年齢が一八歳未満には疾病の程度に応じて一三〇〜二七〇万円、一八歳以上には一六〇〜三三〇万円、死亡給付は二七〇〜三三〇万円の一時金のみだった。

「あまりにも低い金額だ」「厚生省は、こんな金額で責任を果たしたと思っているのか。年金制度がぜひ欲しかった」「一生を見守ってくれるような救済制度がほしい」と声が上がる。予防接種事故防止推進会は、「恒久的な救済措置」を要求し続けるが、国の動きはパタリと止まる。その後、三年間、待った。けれども、国の動きは鈍く、一九七三年六月、ついに予防接種禍集団訴訟が東京地方裁判所に提起されたのだった。

耐えに耐えていた被害者の憤怒がほとばしる。

種痘、インフルエンザ、混合ワクチンなどの接種によって子どもを亡くした親や、重い後遺症に悩む子どもを待つ親たち二六家族、六七人が、行政当局の責任を追及し、総額九億三二八〇万円の国家損害賠償請求訴訟を起こす（第一次東京訴訟）。その後、二五家族の第二次（七三年一二月）、七家族の第三次（七四年一二月）、三家族の第四次（七五年九月）、二家族の第五次（八三年一月）の提訴へとつながり、原告は合計六二家族となった（のちに一家族が訴えを取下げ）。

## †因果関係をどう乗りこえるか

裁判は、医学上、法律上の難関にぶつかり、第一審判決まで一一年、控訴審の判決まで一九年、控訴審で請求が認められなかった一家族についての最高裁判決、その後の差し戻し控訴審での和解まで、じつに二六年の歳月を要した。第一次東京訴訟の弁護団の河野敬弁護士は、長い時間はかかったけれど「判決の内容は、いずれも被害者の司法に対する期待を受けとめ、被害の法的救済を実現させる画期的なものであり、法にもとづく被害者の救済と予防接種制度の改革を実現させる大きなインパクトをもたらした」と総括している（『予防接種被害の救済　国家賠償と損失補償』）。

最大の争点は「因果関係をどう乗りこえるか」であった。東京訴訟では、一九七五年夏、北アイルランドのベルファスト大学で感染症の疫学的研究に携わっていたジョージ・ディック教授が原告側の証人として招かれた。ディック氏は七一年に英国が種痘の定期接種を廃止するのに貢献しており、ワクチンの効果とリスクをよく認識した医学者だった。

法廷でディック氏は、英国での経験を下敷きに強制接種の合理性についてこう語った。

「強制接種は公衆衛生当局のサービスが弱く、監視態勢に欠けており、移入された天然痘を発見できない時にのみ合理的であります。優秀な公衆衛生機関があり、疫学的に監視できる体制があれば続ける必要はありません。（略）子供の生命を犠牲にしてまで接種をする人は、その接種の正当性を説明する必要があります」

ディック氏は日本政府の基本的責任を明らかにし、予防接種の権力性、社会防衛第一主義が浮き彫りにされる。東京と大阪で一般聴衆を相手にディック氏は講演し、天然痘の発生国が激減している状況に触れ、種痘廃止は可能だと述べる。

予防接種禍訴訟は、国の態度を変えさせた。一九七六年五月、ようやく法律が改正され、「予防接種健康被害救済制度」が設けられたのである。

しかしながら、法改正は不十分で、原告団は裁判での決着を求め、訴訟は続く。因果関係の判定について、法廷で明確な基準を証言したのは、神経病理学者の白木《しらき》博次《ひろつぐ》元東大医学部長だった。白木教授は、次の一〜四の要件が合理的だと証言している。

一　ワクチン接種と予防接種事故とが、時間的、空間的に密接していること

時間的密接性とは、発症までの時間（潜伏期間）が一定の合理的期間内におさまっていることをさす。ただし、神経障害のタイプや接種を受けた人の個体差によって潜伏期間には差がある。また時間的密接性は、脳、脊髄、末梢神経などのうちどの部位が侵されるか（＝空間的密接性）によっても変わるとされている。

二　他の原因となるべきものが考えられないこと

一般的な抽象論で他の原因が考えられるレベルでは、この要件を論破できない。被告側が具体的に他の原因が存在し、障害との因果関係を明らかにしなくてはならない。

三　副反応の程度が他の原因不明のものによるよりも質量的に非常に強いこと

それまでに見られなかった症状が強烈にあらわれることをさす。

四　事故発生のメカニズムが実験・病理・臨床等の観点から見て、科学的、学問的に実証性があること

事故発生のメカニズムに関する知見が、既存の科学的知見と整合し、説明されうるということ。つまり医学的合理性があること、と解釈できる。

これらは「白木四原則」と呼ばれ、大きな意味を持つことになるが、被告の国は法廷で「有用性に乏しい」と主張し、その理由を、こう述べた。

「予防接種の神経系疾患の臨床症状や病理学的所見は、予防接種以外の原因による疾患のそれと異なるものではないため（非特異性）、具体的に発生した疾患が予防接種によるものであるか、あるいは他の原因があるかを的確に判定することは困難である」

その困難を踏まえ、「接種から一定の期間内に発生した疾病が、それ以外の期間における発生数よりも統計上有意に高いことを示す信頼できるデータが存在」し、かつ「予防接種によって、そのような疾病が発生し得ることについて、医学上、合理的な根拠に基づいて説明できること」を要件にせよ、と反論した。

では、裁判所は、原告と被告が真っ向からぶつかる因果関係の要件について、どう判断を下したのか。一九八四年五月、東京地裁は、まず「本件における因果関係の存否の問題について、原被告双方とも、科学（医学）上の証明として論理必然的証明への努力をなしており、双方ともにわが国医学界の最高峰にある証人の証言によってこれを立証しようとしていることが認められる」と原告・被告の双方の立証姿勢を尊重した。

そのうえで、東京地裁は、訴訟における因果関係の証明は科学的証明とは違って、「科学上の可能性がある限り、他の事情と相まって因果関係を認めても支障はなく、またその程度の立証でよい」との法理に立つ。さらに「被告の主張も考慮に入れたうえで、原告主張の四つの要件の存在をもって、因果関係存否の判断基準とする」とし、因果関係を認めたのだった。一審は、原告二名については接種担当医の過失による国家賠償責任を、その他の被害者に対しては国の損失補償責任を認めた。国は、控訴して東京高裁で争う。

一九九二年一二月、東京高裁は、訴訟上の因果関係は「一点の疑義も許さない自然科学的証明ではなく」経験則に照らして全証拠を総合検討し、高度の蓋然《がいぜん》性《せい》を証明することと解釈。「因果関係を認めるための四要件は、十分合理性がある」と判断し、「控訴人（国）の主張は採用することができない」と退けた。こうして国の損失補償責任、国家賠償責任ともに認め、一被害者本人とその両親については「除斥《じょせき》（一定期間の経過によって権利が消滅）」を理由に請求を棄却したが、他の被害者の勝訴が確定する。敗訴した一被害者本人とその両親も、最高裁に上告し、差戻審の東京高裁で一九九九年に和解が成立した。

敗訴した国は、予防接種行政の方針を大きく転換せざるを得なかった。一九九四年、予防接種を「義務」ではなく、「努力義務」に改め、「集団」から「個別」へと接種形態を変える。接種を強制ではなく、個人の選択に委ねる方向へと舵を切ったのである。

## †補償請求の三基準

健康被害救済制度が実際に運用されるにつれて、被害者が補償請求の申請をしたにもかかわらず、認められないケースも出てくる。そのなかで医療費や障害児養育年金などの不支給の取り消しを求めて行政訴訟が起こされた。その裁判の過程で、白木四原則は、次の三基準へと収斂していく。

①当該症状がワクチンの副反応として起こりうることについて医学的合理性があること
②当該症状がワクチンの接種から一定の合理的時期に発症していること
③他原因によるものであると考えることが合理的な場合に当たらないこと

健康被害救済の認定が「厳密な医学的な因果関係まで必要とせず、接種後の症状が予防接種によって起こることを否定できない場合も対象」とする方針に従い、因果関係の判断は三基準に絞られた。集団訴訟と、法改正の末に行きついた到達点といえよう。

当然、新型コロナワクチンの健康被害救済にも、この三基準が適用できると思われるが、厚労省は、微妙に言い回しを変えている。二〇二〇年一月二七日付の厚生科学審議会予防接種・ワクチン分科会予防接種基本方針部会の「健康被害救済制度について　①健康被害救済の認定等について」では、専門家が構成する疾病・障害認定審査会の審査要件を三基準どおりにはしていない。救済制度の行政訴訟を担当した近藤卓史弁護士は、こう語った。

「裁判例で示された三基準のうち、②の『一定の合理的時期に発症』が『時間的密接性』に、③は『他の原因によるものと考える合理性がないこと』にそれぞれ変更されています。わずかな書き換えのようですが、救済の幅を狭める可能性がある。注意が必要です」

医学的に接種と有害事象の因果関係を方程式を解くように完璧に立証するのは不可能である。人間の生命現象は謎だらけだ。だからといって、現に被害を被っている人の存在を消せはしない。ワクチンを推奨した国は、被害を受けた人を救い、補償する責任を負っている。白木四原則もしくは三基準は被害と救済との論理的な架橋といえるだろう。疫学的な安全性と個別の病理学的なリスクは、法理の回路でつなげなくてはなるまい。

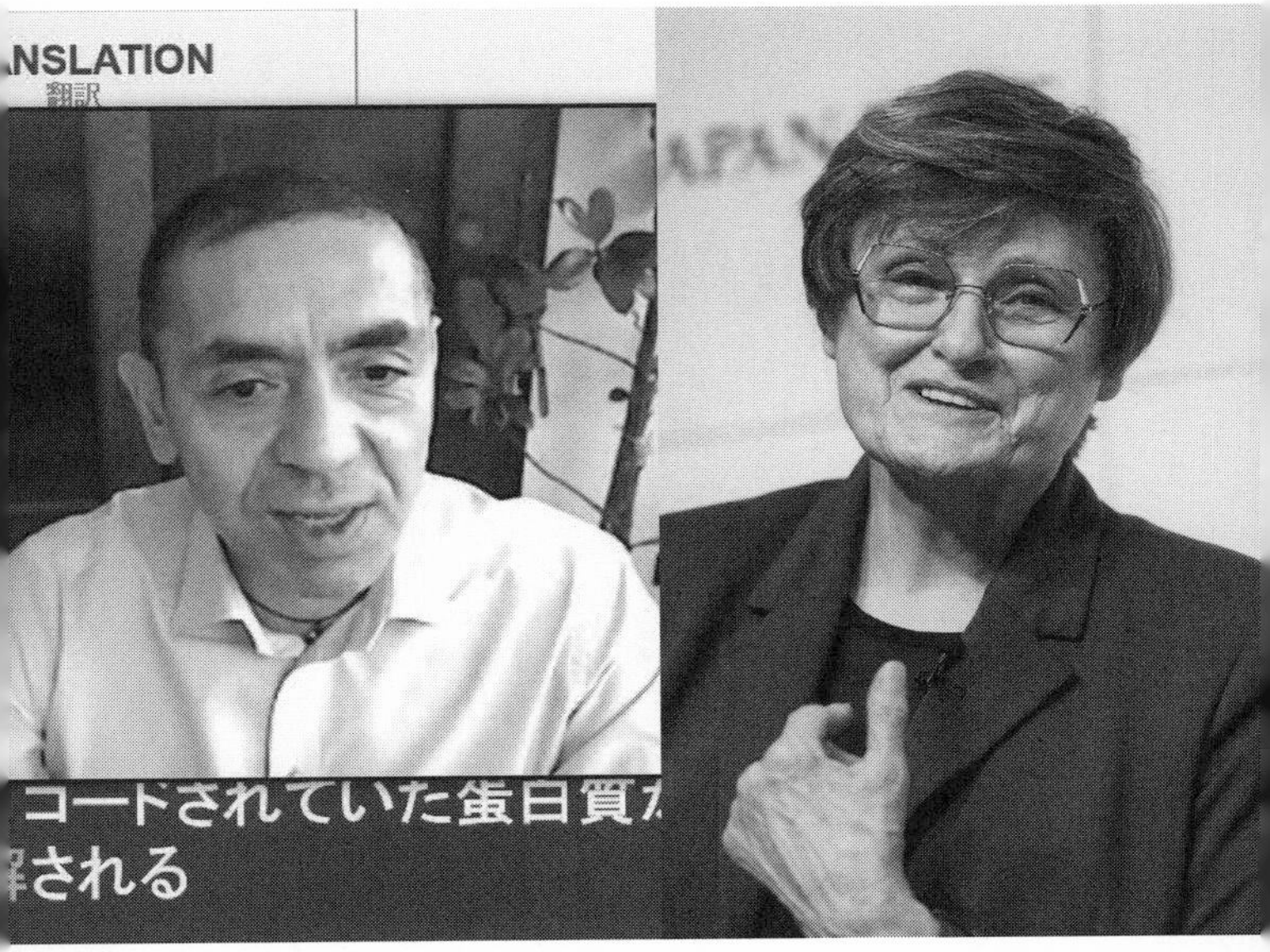


四　章
# 破壊的イノベーションの反動

mRNAワクチンを驚異的スピードで開発した独ビオンテックのウール・シャヒンCEO（左／2021年2月、オンライン記者会見）と、カタリン・カリコ上級副社長（右／2022年4月、東京都千代田区） photo=いずれも共同通信社

## †ワープ・スピード作戦

二〇二〇年五月一五日、燦々《さんさん》と陽光がそそぐホワイトハウスのローズガーデンにドナルド・トランプ米大統領が姿を現した。マスクを着けないまま登壇したトランプ氏は、「新型ウイルスに対するワクチンが年内に開発されると期待している。できるだけ早く、開発、供給したい」と語った。この開発計画を「ワープ・スピード（ものすごい速さ）作戦（Operation Warp Speed）」と命名し、開発チームに陸軍大将を起用すると言う。完成したら軍隊を動員して直ちに配ると表明し、ワープ・スピード作戦は第二次大戦中の原子爆弾開発「マンハッタン計画」以来の大規模な「比類なき医療研究努力」とぶち上げた。

日本では、新型コロナ感染症の第一波がやっと下火になったものの北海道、東京、神奈川、大阪など八都道府県で緊急事態宣言が継続され、外出自粛が行なわれていた。トランプ大統領の大言壮語を真に受ける感染症専門家は皆無に等しかった。

厚労省の幹部に「年内開発をどう思うか」と私が水を向けると、「有効性と安全性の証明には時間が必要。過去にもっとも速く開発できた、おたふく風邪ワクチンでさえ、認可まで四年もかかった。新型コロナワクチンの開発も、早くて二年、数年を要するでしょう」と答えた。トランプ氏の発言を秋の大統領選挙に向けたブラフと受けとめている。

ところが、大方の予想を裏切って、米FDA（食品医薬品局）は、二〇年一二月一一日、ファイザーとドイツのバイオ企業ビオンテックが開発したmRNAワクチン「コミナティ」の緊急使用許可を与えた。一七日にはモデルナのワクチンにも緊急使用を認める。コミナティの有効率は約九五パーセント、注射部位の腫れや倦怠感《けんたいかん》、頭痛、筋肉痛、悪寒、発熱などの副反応も顕《あら》われていたが、一六歳以上への接種は利益がリスクを上回るとされ、FDAでは、賛成一七票、反対四票（白票一票）で緊急使用許可が支持された。

FDAのコミッショナーは、「猛威をふるうパンデミックと戦ううえで重要なマイルストーン（里程標）だ」とコメントした。医学界では、感染症向けのmRNAワクチンの製造は「破壊的イノベーション（技術革新）」と賞賛の嵐が巻き起こる。

この技術革新は、急速に進展している遺伝子医学によってもたらされた。遺伝子の設計図であるmRNAを使った基礎研究は、がんワクチンの分野で、二〇〇〇年代後半から本格化していた。がんは遺伝子変異に起因している。多様な遺伝子の変異が、がん細胞を異常に増殖させる。そうした変異にmRNAを使った免疫療法が有効と考えられ、世界各国で研究が進められた。がん分野ではまだ実用化されていない、その技術を、感染症に応用し、ワクチンを生み出したところにイノベーションたるゆえんがある。

トランプ氏の大風呂敷と思われたプランが実現したのは、米国の政官財学軍を挙げての「国家戦略」の賜物といえる。開発予算一〇〇億ドル（約一兆七〇〇〇億円）は、NIH（米国立衛生研究所）と軍、製薬会社を結束させた。当初、一四件といわれた有力なワクチン候補は、一気に絞り込まれ、集中的に開発が進められる。事実上、開発を先導したのはビオンテックの最高経営責任者ウール・シャヒン氏だった。

トルコ生まれのシャヒン氏は、二〇年一月半ば、新型コロナ感染症の起源地である中国がウイルスの遺伝子情報を公開すると、直ちにmRNAワクチンの作成にとりかかった。がんワクチンの分野で研鑽を積んだビオンテックは、二週間後には十数種類のワクチン候補をコンピュータ上で生成し、提携先のファイザーに共同開発を持ちかける。ファイザーはビオンテックとのパートナーシップを拡大し、三月半ばには最大七億五〇〇〇万ドル（約八二五億円）の仮契約を交わした。

## †mRNAワクチンというブレイクスルー

ビオンテックの開発を支えたのは上級副社長のカタリン・カリコ博士である。ハンガリー出身のカリコ氏は、ｍＲＮＡを医療に使う困難を克服する論文を発表していた。

そもそも遺伝物質のｍＲＮＡは、人の体に入れるとすぐに分解されるが、異物と認識されて炎症を引き起こすため、長い間、医薬品の材料には不向きとされていた。そこでカリコ氏らはｍＲＮＡを構成する物質の一つ「ウリジン」を「シュードウリジン」に置き換えれば炎症反応を抑えられることを発見し、二〇〇五年に論文を著す。〇八年には特定のシュードウリジンに換えると、目的とするタンパク質の産生効果が劇的に上がることも公表した。しかし、カリコ氏の論文は日の目を見ず、所属していたペンシルバニア大学は、関連特許を企業に売り飛ばす。

世間がブレイクスルーの種子に気づかないなか、シャヒン氏は論文の斬新さに着目し、カリコ氏をビオンテックに招いた。二〇一三年にカリコ氏は上級副社長に就く。新型コロナワクチンの開発が射程に入ると、カリコ氏の知見は最大限に活用された。

ファイザーとビオンテックは、ワープ・スピードで開発するために「同時並行」方式を採った。ふつう新薬は基礎研究、動物を使った非臨床試験、人を対象にした治験（第一相～第三相臨床試験）で、有効性と安全性を確かめて、各国当局に薬事申請を行なう。薬事承認されれば、生産体制を整えて供給が始まる。

この単線的な開発プロセスを、米独コンビは複線へと変えた。安全性を確かめる予備的な動物実験を終えると、一挙に四種類のワクチン候補の治験に手をつける。抗体を十分につくれないワクチン候補は躊躇なく捨て、最良のものへとフォーカスした。並行して生産体制の整備を進める。承認の見込みが立たない状態での工場建設は、半ば賭けである。FDAが使用許可を下ろさなければ数十億ドルをどぶに捨てることになるが、ファイザーとビオンテックは強気に推し進める。まるでジェット機を飛行させながら機体を整備するかのような開発を敢行し、コミナティが創製されたのだった。

mRNAワクチンは、新型コロナウイルスの表面の「スパイクたんぱく質」と呼ばれる突起の「設計図」に当たるmRNAを、脂質ナノ粒子（LNP）で包んだ製剤だ。mRNAは壊れやすく、そのままでは細胞に入りにくいので、脂質ナノ粒子にくるまれて筋肉注射される。細胞内にmRNAが入ると、スパイクたんぱく質が合成され、それが標的抗原となって免疫反応が起こり、ウイルスに対する抗体がつくられる。あらかじめワクチンを接種しておけば、発症や重症化が防げると広報された。

少し専門的になるが、有効成分のmRNAは「トジナメラン」という。その有効成分を覆う脂質ナノ粒子には「添加物」として左記の物質が含まれている。

・ALC－0315：［（4－ヒドロキシブチル）アザンジイル］ビス（ヘキサン－6, 1－ジイル）ビス（2－ヘキシルデカン酸エステル）

・ALC－0159：2－［（ポリエチレングリコール）－2000］－N, N－ジテトラデシルアセトアミド

・DSPC：1, 2－ジステアロイル－sn－グリセロ－3－ホスホコリン

・コレステロール

・塩化カリウム

・リン酸二水素カリウム

・塩化ナトリウム

・リン酸水素ナトリウム二水和物

・精製白糖

これらの物質が人体に注入されたら、個体によって多様な免疫反応がどう生じるのか。じつのところ、詳しくはわかっていない。

米国の医学賞、ローゼンスティール賞の選考委員会議長のジェームズ・ヘイバー氏は、「ウイルスとのたたかいを根本から変える驚異的な成果。この技術を使って多くのワクチ

ンが迅速につくりだされるだろう」と称え、カリコ氏らに二〇二〇年の同賞を贈った。確かに世界各国の政府は、「最大多数の最大幸福」を渇望して、mRNAワクチンを普及させ、多くの人命が救われた。が、一方で、米国の政官財学と軍が一体化したワクチン開発は、少数の不幸を後回しにした懸念がある。副反応のリスクに目をつぶり、「慣性」のまま突き進んだのではないか。巨大艦隊が簡単には進路を変えられないように。

## †免疫学者からの警鐘

免疫学者で大阪大学免疫学フロンティア研究センター招聘教授の宮坂昌之氏は、次のように警鐘を鳴らしている（以下、「『コロナワクチンの拙速な開発・承認は危険』免疫学者が断言する理由」ダイヤモンドオンライン二〇二〇年九月二一日より）。

「ワクチンの開発には、まず動物実験レベルでウイルスを殺す力を持つ抗体ができるか、病気を悪化させないか、感染予防をする力があるかの三点を確認した後、第一相、第二相、第三相試験と少しずつ被験者を増やしながらヒトでの臨床試験をしていきます。第三相試験とは『確かに安全であり、予防効果がある』ということを数千人レベルで確認するものです。ところが、新型コロナの陽性患者は、一番感染が激しい国においても一〇〇〇人当たり数人程度しかいない。この状況で、ある集団にワクチンを打ち、同数の集団に打たない試験を行って、確かに予防効果があるという有意な結果を出すには、少なくとも数万人に対してさまざまな地域で第三相試験を行い、一～二年かけて結果を見る必要があります」

と、「少なくとも数万人」への第三相臨床試験が欠かせないと指摘している。これに対し、厚労省サイトの「ファイザー社の新型コロナワクチンについて」の「有効性」に関する海外臨床試験の母数は、ワクチン接種群、偽薬群ともに一万八〇〇〇～二万人程度。「安全性」の臨床試験では、母数がぐっと減り、ワクチン接種群、偽薬群いずれも四〇〇〇人前後である。安全性を確かめる「国内における臨床試験」の母数は、ワクチン接種群で一一九人、偽薬群はわずか四一人だ。

どうして国内の臨床試験の母数は、こんなに少ないのだろうか。じつは、ここにもPMDAが絡んでいる。二〇二〇年九月二日付で、PMDAワクチン等審査部は「新型コロナウイルスワクチンの評価に関する考え方」という文書を出した。もちろん厚労省の意向に沿ってだ。このなかで「海外開発型のワクチン候補」の有効性の評価について、次のような考え方を明記している。

「海外で発症予防効果を主要評価項目とした大規模な検証的臨床試験（第三相試験）が実施される場合には、国内で日本人における発症予防効果を評価することを目的とした検証的臨床検査を実施することなく、日本人における免疫原性（免疫反応を引き起こす性質）及び安全性を確認することを目的とした国内臨床試験（第一・第二相試験）を実施することで十分な場合がある」（カッコ内、山岡注）

つまり、ファイザーが大規模な第三相試験を行なえば、そのデータを根拠として用い、日本人の免疫原性と安全性を確かめる国内臨床試験は小規模なものでかまわないというわけだ。このガイドラインに従って日本では、健康成人、一六〇人を対象にワクチン接種群と偽薬群に分けて、約三週間の間隔で二回接種する臨床試験が二つの施設で行なわれただけでｍＲＮＡワクチンは特例承認されている。

医学界からは豊かな日本での第三相試験の難しさを指摘する声が聞こえてくる。私の友人の脳神経外科医は「いまの日本で、謝礼金を払うからって、擬薬での発症リスク承知で治験を受けてくれる人がどれだけいると思うの。まともな第三相試験はできないよ。どの国でも貧困層が治験対象の主体だったらファイザーの国際共同治験に加わっていればよかったけどやってない。副反応は出ます。重篤なケースは救済するしかない」と言う。

### †「医療の市場化」は是か非か

それにしても新型コロナが猛威をふるい、緊急対応を求められての特例承認とはいえ、第三相試験の省略は異例だ。過去の特例承認は、二〇一〇年、新型インフルエンザの予防のために二つの輸入ワクチンに適用されただけだった。コロナパンデミック下で、治療薬のレムデシビル（抗ウイルス薬）やデキサメタゾン（ステロイド薬）などとともにｍＲＮＡワクチンも特例承認のラインナップに加えられたのだった。

特例承認の源をたどっていくと、医療を包む大きな構造の変化にぶつかる。「外圧」で加速した「医療の市場化」の流れだ。

二〇〇〇年代の初めのころまで、日本は新薬の承認審査に時間がかかり、海外で使われている医薬品が国内で未承認状態の「ドラッグ・ラグ」が問題視されていた。米国が一年程度で終える審査に倍の時間をかけている。待ちきれない難病やがんの患者が、高額の薬剤費を払って海外から未承認薬を取り寄せた。「ドラッグ・ラグがなければ治療の選択肢がもっと広がるのに」と悔やまれた。患者団体はドラッグ・ラグの解消を訴える。

製薬会社にとってドラッグ・ラグの解消は「悲願」であった。開発した新薬が短期間で薬事承認され、医療保険が適用（保険収載）されれば安定した収益が見込める。

厚労省は、二〇〇五年、「未承認薬使用問題検討会議」を立ち上げ、ドラッグ・ラグにターゲットを絞った。そこに日本の市場開放、規制緩和を求める米国政府が圧力を加える。

米国は、二〇一一年の「日米経済調和対話」で、「新薬創出・適用外薬解消等促進加算（新薬創出加算）を恒久化し、ドラッグ・ラグ解消を促進し、研究開発への誘因を強化」せよと突きつけてきた。新薬創出加算とは、後発品が開発されていない新薬のうち、ニーズがあって値下がり率の低い新薬に一定の加算をするしくみだ。

通常、薬価は二年に一度の改定で、市場実勢価格（医薬品卸業者から医療機関や薬局に売られる値段）に合わせて引き下げられる。新薬創出加算は、薬価改定時に革新的（とされる）条件を満たした新薬に加算をつけ、後発医薬品の発売（＝特許が切れる）まで薬価を維持、もしくは下がりにくくするもの。すでに二年間の加算が試行されていたが、これをずっと続けろ、と米国は要求してきた。新薬創出加算は製薬メーカーの開発意欲をかきたてるので、適用外薬（未承認薬）分野への参入が増えてドラッグ・ラグも解消されていくという理屈だが、早い話が新薬の値段の高止まりを狙ったのだ。米国政府の背後にはロビー活動に熱心な外資系巨大製薬企業がひしめいている。

「日米経済調和対話」には、ドラッグ・ラグをなくす具体的な「措置」が書かれてある。「適切な場合には東アジアにおける臨床治験データの受け入れを検討する。医薬品の承認審査目標が達成され、事前相談の申し入れへの対処が迅速に行われるよう保証する。最近の業界との積極的な交流を基に、医薬品医療機器総合機構（ＰＭＤＡ）ならびにスポンサーが、質疑応答プロセスの支援に必要な実務要員をより効率的に計画・管理するために役立つ明確なプロセスを構築する」と。

要するに海外の治験データを流用し、ＰＭＤＡは製薬会社と連携して承認審査を行なえと求めている。承認申請前のメーカーからの「事前評価相談」にも素早く対応し、あらかじめ重要なポイントを共有して、審査を速めよと促す。こうした外圧に呼応して、日本製薬団体連合会は「官民対話」で新薬創出加算の恒久化を厚労省に申し入れた。厚労省経済課長が記者会見で「製薬会社を支援したい」と応じ、方向が決まった。

その後、米国の指南どおりに承認審査の迅速化は進み、欧米よりも長かった日本の審査期間はほぼ同等に短縮された。新薬創出加算は対象を拡大しつつ現在も維持されている。ドラッグ・ラグの解消は、がん患者らに恩恵をもたらした。

が、一方で、高額な新薬が次々と保険収載され、医療費は膨張しつづける。そして、審査の迅速化の反動で、医薬品の安全性への懸念が現実のものとなった。その一例が、薬害イレッサ事件である。アストラゼネカが製造販売する肺がん治療薬、イレッサの副作用（医薬品による有害事象）で多くの患者が間質性肺炎を起こし、死亡している。

イレッサは、二〇〇二年七月、申請から五か月余りという異例のスピードで、世界で初めて日本で承認された。しかし承認から半年で一八〇人、一年で二九四人、二〇一一年九月までに公式発表だけでも八三四人が副作用の間質性肺炎で亡くなった。この死亡者数は他の抗がん剤によるものよりも著しく多い。当初、アストラゼネカは医師向けの添付文書に「重大な副作用」として「間質性肺炎」の発症をあげ、「観察を十分に行い、異常がみとめられた場合には、投与を中止し、適切な処置を行うこと」と記載していた。だが、保険に収載されてまもなく、相次いで副作用による死亡報告が厚労省に届く。厚労省は、アストラゼネカに添付文書の「警告」欄への記載を含む使用上の注意の改訂や、「緊急安全情報」の医療機関への配布を指示した。その後も死亡例が続出し、患者遺族らは製薬会社の製造物責任、国には国家賠償法上の責任を問うて、大阪と東京で訴訟を起こす。

裁判は、一審、二審と進み、製薬会社と国の賠償責任は否定された。判断のもとに抗がん治療薬に副作用はつきものという一般的な認識がある。原告は最高裁に訴えたが、添付文書の注意喚起に問題ないとして上告棄却。原告の敗訴が確定している。あらためて国家賠償訴訟の難しさが印象づけられた一方、副作用で多くの患者が亡くなった事実は残った。

医療の市場化が進み、医薬品の承認審査期間は短縮されてきた。こうした流れのなかで、新型コロナのmRNAワクチンも特例承認されたのである。

さすがにPMDAも「新型コロナウイルスワクチンの評価に関する考え方」の「製造販売後の対応」に弁解めいた文言を入れている。

「製造販売承認時までに実施された臨床試験で得られている安全性情報は、限定的と考えられることから、広く国民に接種を開始することについては、慎重に検討される」

「製造販売承認後においても、承認取得者は、国内外の安全性情報を適切かつ速やかに収集し、新たに得られた安全性情報を速やかに医療機関等に提供する体制を構築する必要がある」

いずれにしても、ワクチンの開発段階で、安全性が棚上げされた疑いはぬぐえない。

前出の免疫学者の宮坂氏は治験の方法についても、ダイヤモンドオンラインのインタビューで、注文をつけている。

「(治験によって)抗体ができることを確認するだけでは駄目で、それは抗体が悪影響を及ぼすケースもコロナウイルスにはあるからです。以前に流行したコロナウイルスであるSARS（重症急性呼吸器症候群）とMERS（中東呼吸器症候群）のワクチン開発では、猫を使った動物実験でワクチンを打つほど感染がひどくなるという結果が出ました」

「ワクチン開発は当然進めるべきですが、ゆっくりでいいので確実なものを作らなければならない。少なくとも予防効果があるかどうか、そもそも病気を悪化させないかどうかという点は、確実に見極める必要があります。一〇万人、一〇〇万人に一人というレベルの脳症や神経症などの深刻な副反応の有無を見極めるには、さらに長い時間が必要です」

しかし、ワクチンが特例承認されると、慎重論や批判的な意見はかき消された。

ファイザーは非営利組織PHMPTからの情報開示請求に対し、訴訟に敗れた後、二〇二〇年一二月一日から二一年二月二八日までの三か月間で、四万二〇八六件の有害事象報告があった事実をPHMPTに伝えている。そのうち死亡が一二二三件含まれていたが、公式には発表していない。

## †恩恵とツケ

米国の感染症対策の総本山、CDC（疾病予防管理センター）は、自らのサイトで暫定的な臨床的考察として副反応に触れている。接種後の重度のアレルギー反応、アナフィラキシーへの対応を呼びかけるとともに、「思春期および若年成人におけるmRNA新型コロナワクチン接種後の心筋炎および心膜炎」への注意を喚起している（https://www.cdc.gov/vaccines/covid-19/clinical-considerations/myocarditis.html）。

「二〇二一年四月、mRNA新型ワクチン接種後、心筋炎および心膜炎の症例の増加が米国で報告された（ファイザー製、モデルナ製ともに）。複数の研究から得られたデータは、mRNA新型ワクチン接種後に心筋炎および心膜炎のまれなリスクがあることを示している。これらのまれな心筋炎および心膜炎の症例は、ワクチンの二回目の投与から七日以内に、一六歳以上の若年成人男性で最も頻繁に発生している」

と、CDCは概要を説明。その後段で、「接種後の心筋炎および心膜炎のほとんどの症例では、医療機関を受診した患者は投薬と休息で、迅速な改善が見られた。CDCはmRNAワクチン接種後の心筋炎の長期転帰を評価している。心筋炎の診断から九〇日後に実施された調査の予備データは、ほとんどの患者が心筋炎から完全に回復したことを示した」と安全性を強調する。逆にいえば、少数の患者は重篤な状態に陥ったと読み取れる。

驚異的な速さで進められたワクチン開発は、人類に恩恵を与えた半面、副反応というツケを残した。多くの副反応データは接種開始後に集められている。たとえ少数であれ、接種で有害な事象が生じ、生命が危険にさらされるなら、原因を突きとめ、安全な方策を立てることが科学の王道だろうが、そのような動きは伝わってこない。

たとえば、ワクチン接種によって心筋炎を起こしやすい人に共通する遺伝的素因の調査を厚労省が行なっている気配はない。共通の素因がわかれば、手の打ちようもあろうかと思われるが、厚労省とその周辺の感染症専門家は関心がなさそうだ。三章でも言及した遺伝医学の第一人者、中村祐輔氏はこう語る。

「ワクチンを打てば、ウイルスに対する抗体ができると、みなさん思っておられますが、誘導される免疫反応は多様です。同じワクチンで同じ抗体ができるわけではありません。産生される抗体はさまざまです。抗体を産生するBリンパ球に対して、あまり話題になっていませんが、免疫反応の司令塔であるTリンパ球細胞反応は、両親から受け継いだ白血球の型である『HLA（ヒト白血球抗原）』によって免疫反応の起こし方はかなり違ってきます。一般的に免疫反応が高まると接種部位が腫れて、熱が出たりしますが、免疫反応が活性化されている証拠です。それが不幸な方向にいくかどうかは、HLAとか血中のサイトカイン（細胞から分泌されるタンパク質で、細胞間相互作用に関与する生理活性物質の総称）

あるいはTリンパ球やBリンパ球を詳細に調べれば、いろんなことがわかってくると思いますが、やろうとしませんね」

ＨＬＡやサイトカインは、具体的にどうやって調べればいいのだろうか。

「まずは血液を集めることです。ワクチン接種後に心筋炎・心膜炎や、血栓症などを発症した人たちの血液を採取しておくのです。副反応の報告に付随させて血液を採り、集めて分析すれば、共通の特徴がわかってくるでしょう。新型コロナ対策とは別ですが、台湾では、薬の服用や注射の副作用で薬疹が生じた場合、症例報告とともに血液を採取していまず。そうして集めた血液からＨＬＡを分析すると、特定のＨＬＡ型の人に、ある薬を投与すると薬疹が出ることがわかってくるので、事前に患者さんのＨＬＡの型を調べてから投与しようとなる。同じようにワクチン接種後に心筋炎を起こした患者さんのＨＬＡなり、血中のサイトカインを調べておけば、対策が立てられます。ＣＤＣのウェブサイトを見ると、接種後に心筋炎を発症しても適切な治療をすればほとんどの人は治ると書いてあります。『ほとんどの人が治る』は『一部の人は重篤になる』ことを意味します。心筋炎のリスクの高い人には経過観察などの配慮をしながら、積極的に治療をするように警告を発するなりして周知徹底しなくてはなりません。医療上の問題が起きたときの情報収集とともにサンプルも集めるシステムは、残念ながら日本は遅れています。すべてがあいまいなま評価不能で処理するのは科学的ではありません」

安全性の評価は、疫学的アプローチだけでなく、個別の有害事象への病理学的アプローチも必要だ。やろうと思えばできるはずだが、予算やマンパワーを理由に官僚機構はそれを拒む。大した効果もない「アベノマスク」の配布に五四三億円も費やした無駄を顧みれば、やらない理由は成り立たない。

## †日本国産のワクチン事情

では、日本政府は、新型コロナワクチンの開発・調達にどう向き合ってきたのだろうか。当初、ワープ・スピード作戦に懐疑的だった厚労省は、米国での開発が加速するにつれ、健康局健康課予防接種室を中心に海外メーカーとの調達交渉に力点を置いた。「一日に一〇〇万回接種」を標榜した菅義偉政権では、河野太郎ワクチン担当大臣が製薬メーカーに直談判して量を確保する。

結果的に日本では二〇二一年二月から二二年八月初旬までの一年半で三億三〇〇〇万回以上の接種が行なわれたが、そのうちファイザー製が七六％、モデルナ製は二三％を占めている。なんと接種ワクチンの九九％を両社に頼る。ドラッグ・ラグの解消をテコに日本の医療市場に分け入ったビッグ・ファーマの戦略的勝利が達成されている。日本では第三相試験が省略されたので、安全性のデータも両社に依存せざるを得ないわけである。

ただ、日本も先進国と自負するからには、自主開発の旗を降ろすわけにはいかない。二〇二〇年度第二次補正予算に開発費五〇〇億円、生産体制の緊急整備支援一三七七億円を計上し、日本版「同時並行」方式を採用した。形式上は「承認前のワクチン開発」と「生産体制の整備」を同時に支援している。

実際には、主に五つのグループのワクチン開発に巨額の補助金やAMED（国立研究開発法人日本医療研究開発機構）の研究費が投じられた（**図表5**）。

表をご覧いただくとわかるように、①塩野義製薬　国立感染症研究所／UMNファーマから⑤VLPセラピューティクスまで、ファイザーの緊急使用許可の後、二年ちかく経っても、ワクチンを完成させたチームは一つもない。③アンジェス　阪大／タカラバイオに至っては、生産体制整備の補助金とAMED研究費、合わせて約一三〇億円が交付されながら、主要評価項目が期待する水準に達せず開発は中止されている。

ワクチンの開発は一筋縄ではいかないとはいえ、日本の競争力のなさは目を覆うばかり

| 開発企業 | 基本情報 | 開発状況 | 生産体制等緊急整備補助金 | AMED研究費 |
|---|---|---|---|---|
| ①塩野義製薬　感染研／UMN ファーマ | 組換えタンパクワクチン | 60 歳以上の 4 回目接種に係る第Ⅱ／Ⅲ相試験 | 476.9 億円 | 14.6 億円 |
| ②第一三共　東大医科研 | mRNA ワクチン | 第Ⅲ相試験 | 295.7 億円 | 22.5 億円 |
| ③アンジェス　阪大／タカラバイオ | DNA ワクチン | 水準に至らず開発中止 | 93.8 億円 | 35.6 億円 |
| ④ KM バイオロジクス　東大医科研／感染研／基盤研／Meiji Seika ファルマ | 不活化ワクチン | 小児用第Ⅱ／Ⅲ相試験 | 240 億円 | 11.2 億円 |
| ⑤ VLP セラピューティクス | mRNA ワクチン | ブースター用試験の第Ⅱ相試験 | 182.9 億円 | 12.9 億円 |

**図表 5**：新型コロナワクチン開発の進捗状況（主な国内開発）2022 年 10 月 27 日現在。厚労省ウェブサイト掲載の表より抜粋して作成

だ。開発力の弱さは安全性を担保する技術の欠如を物語っている。どうしてこれほど開発力が弱いのか。資金力やマンパワーの不足がしばしば論難されるが、現実的には二つの理由が挙げられる。一つは「政治との癒着」。もう一つが有望な研究開発を見抜く「目利きの少なさ」である。

政治との癒着は、アンジェスの失敗が諷示《ふうじ》している。アンジェスの開発プランは、ウイルスのDNA（デオキシリボ核酸）を人に投与し、人体のなかでDNAからmRNAを介してウイルスのたんぱく質（抗原）を合成させる非常に難易度の高いものだった。免疫学やワクチン学のプロたちは「なぜ、可能性の低い、あのプロジェクトに補助金がつくのか」と不審がっていた。

他の開発チームとアンジェスの大きな違いはリ

ーダーのキャラクターだろう。アンジェスの創業者、森下竜一大阪大学大学院医学系寄附講座教授は、遺伝子治療薬の開発で名を馳せたが、あからさまな政治とのかかわりでも知られる。第一次小泉純一郎内閣で知的財産戦略本部本部員に名を連ね、二〇一三年、発足して間もない第二次安倍晋三政権の内閣府規制改革会議委員、健康・医療戦略本部戦略参与に就いた。

森下氏は、この年の五月に山梨県のゴルフ場で開かれた安倍首相主催のミニコンペでは、萩生田光一自民党総裁補佐や、大阪の医療法人錦秀会の理事長だった籔本雅巳氏らと同じ組で回っている。籔本氏は、のちに日本大学板橋病院の建て替え工事の設計業者の選定をめぐり、日大資金を不正送金したとして逮捕、起訴される人物だ。

籔本氏と森下氏は昵懇《じっこん》の間柄で、日本維新の会とのつながりも深い。森下氏は、一三年に大阪府市統合本部医療戦略会議参与、一六年万博基本構想検討会委員、二一年には2025大阪関西万博大阪府市パビリオン総合プロデューサーに就任している。この間、経済産業省の大阪・関西万博具体化検討会委員や内閣府の参与も歴任し、改憲映画といわれる『日本独立』（監督・伊藤俊也）のゼネラルプロデューサーも務めた。ジャーナリストの森功氏は、次のように記している。

「籔本雅巳と森下竜一――。奇しくも彼らの動きは、安倍政権の進める医療政策と足並みが揃っている。とりわけ第二次政権発足以降、安倍は先端医療や高齢者向けの医療・介護を成長産業と位置付けて力を入れてきた。そこに橋下徹や松井一郎という維新の会が打ち出した政策が複雑に絡み合い、それぞれが果実を得ようとしているかのように見える」（『週刊ポスト』二〇一八年二月九日号）

大阪府の吉村洋文知事と松井一郎大阪市長は、二〇二〇年四月に会見を開き、アンジェスの開発案件を「大阪産ワクチン」「オール大阪でワクチン開発を進める」と宣言した。吉村知事は「九月から実用化に向かう」「実用化されれば一〇万～二〇万人単位で接種が可能で、コロナウイルスと戦う武器になる」と持ち上げる。

当時は第一波が到来したばかりで、人びとは未知のウイルスの襲来におびえていた。大阪産ワクチンへの期待感は高まり、アンジェスの株価は六〇〇～七〇〇円台から瞬く間に二〇〇〇円台にはね上がった。

それから二年あまり過ぎ、二〇二二年九月七日、アンジェスが開発中止を発表すると、吉村知事は「成功に至らなかったことは残念」「チャレンジしないと成功もない」「失敗、チャレンジを認める社会にならないと、じっと何もしない人ばかりが評価される」と自己を正当化した。

一般的な挑戦と、目算の立たないワクチン開発への公金注入は別物だろう。この開発は有効性、安全性とも「期待された水準」に至らず、中止されている。アンジェスのやり方には、元衆議院議員の尾辻かな子氏が、「アンジェス創業者の森下竜一・大阪大教授は大阪府や大阪市の特別顧問などを務めていることもあり、一連の経緯は、『政治主導』で医薬品の厳密な安全性確認プロセスを逸脱してしまう懸念があるとして批判を浴びた」とツイートしている（二〇二一年九月八日）。もしも、ワクチン開発の補助金事業の選定が、安倍政権下で横行した「縁故資本主義（クローニー・キャピタリズム）」で捻《ね》じ曲《ま》げられていたとしたら由々しき問題だろう。開発中止の詳しい説明はいまだに行なわれていない。

### †幻に終わった日本発ｍＲＮＡワクチン

政治との癒着、政治へのすり寄りとともにワクチン開発力を弱めている、もう一つの要因が有望な研究開発を選ぶ「目利きの少なさ」だ。こちらは、皮肉にも「②第一三共　東大医科研」のｍＲＮＡプロジェクトが続いていることに象徴されている。

じつは、新型コロナのパンデミックが起きる数年前、日本もｍＲＮＡワクチン開発の可能性を保っていた。リードしていたのは、国立研究開発法人医薬基盤・健康・栄養研究所のワクチンアジュバント研究センター長だった石井健氏（現東京大学医科学研究所教授）である。石井氏は第一三共と共同で、感染症向けのｍＲＮＡワクチンのプロトタイプをつくり、動物試験で抗原などが免疫反応を起こす「免疫原性」を確認していたのだ。

始まりは二〇一五年の韓国におけるＭＥＲＳ（中東呼吸器症候群）の流行だった。日本でも対策が急がれ、第一三共が石井氏にｍＲＮＡのテクノロジープラットフォーム（基盤技術の総称）を一緒に作製しようと提案。石井氏らはＭＥＲＳウイルスのｍＲＮＡワクチン開発を厚労省の「緊急感染症対策」として提案し、認められた。

開発の狙いは、ＭＥＲＳワクチンをモックアップ（原型）としてつくり、いざ高病原性の感染症が日本に侵入してきたら抗原の塩基配列やアミノ酸配列に基づいて即座に最適のワクチンを製造しようというもの。応用可能な感染症ワクチンの原型づくりが主眼だった。

ｍＲＮＡワクチンの製造には、従来の病原体を弱毒化させた生ワクチンや、感染能力を完全に失わせたウイルスや細菌などからつくる不活化ワクチンの製造とは違って、数十トン規模の培養タンクがいらない。ウイルスの遺伝子配列に応じて短期間に小さな設備で製造できる。ウイルスが変異してもゲノム情報があれば、速やかにワクチンの改良が可能だ。

原型を製作しておけば、後々、状況に応じて改良できるメリットが大きかった。

石井氏らの開発は順調に進み、一年も経たないうちにＭＥＲＳのｍＲＮＡワクチン・プロトタイプができあがり、サルの動物実験ですぐれた免疫原性が得られた。続けてジカ熱や新型インフルエンザのプロトタイプもこしらえる。いずれも動物実験で免疫原性を確かめ、論文もまとめて、いざ人の臨床試験へ、と開発メンバーは志気を高めた。

ところが、厚労省に二〇一八年度予算で、第一相臨床試験の費用、数億円を申請すると、「ここから先はＡＭＥＤか、企業とやればいいでしょう」とそっぽを向かれる。ＡＭＥＤに問い合わせたら、「日本国内で発生していないＭＥＲＳやジカ熱の研究に予算はつけられない」と難色を示された。残念ながら厚労省と医薬品開発のサポート機関には、ｍＲＮＡワクチンの将来性に気づく「目利き」がいなかった。第一三共のツテで、ＣＥＰＩ（感染症流行対策イノベーション連合）という国際的な官民パートナーシップにも打診するが、第一相臨床試験の終了が出資条件といわれて、涙をのんだ。

ここで第一三共が単独で研究開発に投資するにはリスクが高かった。当時、ワクチンの市場規模は医薬品全体からみれば小さく、感染症の流行が終息すれば製剤は在庫の山と化す。コスト・パフォーマンスが悪く、第一三共はＭＥＲＳやジカ熱とは別の疾患でｍＲＮ

Aワクチンの開発をAMEDに申請し、企業枠でなんとか採択された。研究は辛うじて首の皮一枚でつながるが、推進役の石井氏は、いったん手を引く。かくして日本初の感染症のmRNAワクチンの研究開発は止まった。石井氏は、私の取材にこう語った。

「反省をこめて言えば、MERSのアウトブレイクが終わり、ジカ熱や新型インフルに活路を見い出そうとしましたが、まだmRNAワクチンは新しい技術で、誰もが飛びつくものではなかった。準備しておこうという雰囲気はあったけれど、私も含めて本当にこれが必ず必要になるという危機感や、それを政府、企業に伝えて治験を働きかける気合が足りませんでした。そこが反省点です」

日本のmRNAワクチンの開発が凍結された二〇一八年、ドイツのビオンテックも岐路にさしかかっていた。がん分野の研究開発は頭打ちの状態だった。そこにファイザーのウイルス感染研究者からインフルエンザのmRNAワクチンの開発をしようと声がかかる。ファイザー側は、ビオンテックの生産能力の高さに目をつけ、毎年流行するインフルエンザにより速く、柔軟に対応できるワクチンを提供して儲けようと考えていた。ビオンテックを経営するシャヒン氏は提案を受け入れ、ファイザーと四億二五〇〇万ドル（約四七五億円）の契約を結び、感染症のワクチン開発にとりかかる。

ここが日本と米独との運命の分かれ目だった。感染症への適用という手綱を離さなかった米独は新型コロナワクチンを完成させて莫大な利益をあげ、日本は兆単位のお金を払ってワクチンを買う。目利きがいないために逃した魚は、あまりに大きかった。

石井氏が医薬基盤・健康・栄養研究所から東大医科学研究所に移り、ラボを立ち上げて間もなく、新型コロナのパンデミックが起きた。石井氏と第一三共は、「周回遅れ」と言われながらもｍＲＮＡワクチンの開発にふたたび取り組む。二〇二一年三月下旬、健康な成人一五二人を対象に第一相の治験を開始した。順調にステップを上がっていくかに見えたが、後発特有の障害にぶつかる。塩野義製薬など他の開発グループも同様の難題に直面していた。それは「倫理の壁」である。内閣府で開かれた会合で、塩野義製薬の手代木功社長は「（先行する）ワクチンの普及で、プラセボ（偽薬）対照の試験が実施できなくなる可能性があります」と窮状を訴えている。

じつは厚労省は海外で先行したワクチンの第三相試験の国内実施を免除する一方、国産ワクチン開発には従来どおり第三相試験を求めた。通常の第三相試験では、偽薬とワクチンをそれぞれ大量に人に投与して比較検討を行う。ファイザーは、どちらも二万人前後に打ち、有効率をはじき出した。そこで浮上するのが、後発の開発者が偽薬を被験者に打って新型コロナに感染させるのは許されるのかという倫理的問題である。感染者のなかからは確実に重症化する人が出る。ワクチンや治療薬がない緊急事態下ならば「公益」を優先して偽薬の投与も認められる。しかし、米独はじめ英国、ロシア、インド、中国の六か国でワクチンが完成し、すでに世界中で打たれている。あえて偽薬を打って感染者を増やすのは許されない、と反発が起きても不思議ではない。ワクチンの開発には、徹頭徹尾、安全性の課題がついて回るのである。

## †ワクチン・ギャップとは

かつて日本はワクチン先進国といわれていた。水痘《すいとう》、日本脳炎、百日咳などのワクチンを世界に先駆けて開発し、米国にも技術を供与したほどだった。

その典型例が、ウイルス学者高橋理明《みちあき》（一九二八〜二〇一三）の牽引した水痘ワクチンの開発だ。高橋は、一九六〇年代に米国ヒューストンの医科大学に留学中、三歳の長男が水痘にかかり水疱が全身に広がって高熱が三日間も続いて苦しむようすをただ見守るしかなかった。その経験を機に水痘ワクチンの開発を決意する。それまでの麻疹《はしか》、風疹やポリオのワクチン開発の経験を生かし、生きたウイルスの毒性を弱めた「生ワクチン」の開発に手をつける。一九七一年、大阪警察病院小児科の医師に頼んで、患児の水疱から開発用の水痘ウイルスを採ってもらった。その患児が岡という姓だったので分離したウイルスを「岡（Ｏｋａ）株」と命名した。

岡株はモルモットの胎児細胞を使って弱毒化され、効果が確かめられた。実際のワクチン試作は、高橋の母校、大阪大学の付属機関「阪大微研（大阪大学微生物病研究会）」が担う。高橋の研究室には名古屋大学小児科の医師も加わり、臨床応用が展開された。名古屋の中京病院のネフローゼ（尿にたんぱくが出て血中のたんぱくが減って浮腫〔むくみ〕が生じる疾患）の子どもが多い病棟で水痘症が発生し、岡株ワクチンを緊急接種する。続発患者はなく、接種した全員に免疫が得られた。その症例報告を一九七四年末に世界的な医学雑誌『ランセット』に載せると、大きな反響を呼んだ。

ニューヨーク大学の小児科医は「生ワクチンをネフローゼのようなハイリスク児に接種するのは危険だ」と猛烈な反論を書き送ってきた。高橋は、臨床データを丁寧に積み重ねて応じる。米国内では、水痘ワクチン開発への賛否両論が入り交じり、喧々囂々《けんけんごうごう》の議論がくり広げられた。やがて支持派が増え、一九七九年二月、ワシントンで米国立衛生研究所（ＮＩＨ）と米食品医薬品局（ＦＤＡ）主催のワークショップが開かれ、高橋が招かれて約一時間の発表をする。熱心な討論を経て、賛成発言が続出し、NIH主導で水痘ワクチンの研究グループが組織された。水痘ワクチンは世界デビューを飾ったのである。

一九八一年、日本では厚生省科学研究費補助金で「水痘ワクチンの開発研究班（班長・高橋）」が立ち上がり、実用化に向けて臨床試験が実施された。安全性評価のポイントは、小児急性白血病の患児への接種と副反応だった。白血病の子どもが水痘症にかかると重症化し、ときには死に至る。弱毒化したとはいえ、白血病児がウイルスに触れることは恐れられていて、生ワクチンの接種はタブーであった。その局面で、急性白血病の研究を長年蓄積してきた三重大学の若い学者たちが高橋の研究室を訪れ、水頭症ワクチンを白血病児に打つ綿密な計画が立てられる。計画は、細心の注意を払って一歩ずつ進められ、一定の基準のもとに接種すれば重篤な副反応を引き起こさず、有効率も高いことが実証された。

この基準は、のちに欧米にも普及し、ハイリスク児への水痘ワクチン接種に条件づけられる。一九八三年、WHOで水痘ワクチンの専門家会議が開かれ、岡株が生ワクチンとして最良の性質を持つ唯一の株とのお墨付きを得て、製造基準が定まった。翌年、欧州でハイリスク児を対象に岡株ワクチンが認可される。八六年には日本で薬事承認され、九五年に米国でも広く小児に接種することが認められた。いまやほぼ世界中で使用されている。

高橋の水痘ワクチンは、学閥や民族、国境をこえたオープンな情報共有と、議論の結晶であろう。高橋の才覚を生かす環境と研究者のメンタリティーも整っていた。しかしながら、その後、医療技術の急速な進歩と市場化の加速で、一人ひとりの研究者の才能をゆっくり育む余裕はなくなった。日本の経済的ステータスの低下とともにワクチンの開発力も失われていった。

衰退の理由はそれだけではない。日本のワクチン開発力が衰えたのは、安全性の担保と被害を受けた人の救済をおろそかにした帰結でもある。一九七〇年代以降、種痘やインフルエンザ、ＭＭＲ（麻疹、おたふくかぜ、風疹）、三種混合（ジフテリア、百日咳、破傷風）などのワクチンによる被害が多発し、予防接種禍集団訴訟が提起されて、医療政策の前近代性がクローズアップされた。

被告の厚生省は「予防接種の対象は、すべての国民だから、その結果、重い障害が生じても、特別の侵害ではない」「社会防衛とともに、個人防衛にもなっているから、個人の権利の侵害になっていない」と主張したが、いつまでもそうした高飛車な姿勢は通じない。一九九二年、敗訴に追い込まれる。九四年に国は予防接種法を改正した。接種を「努力義務」とし、接種形態が「集団」から「個別」に変わる。

この法改正は、従来の予防接種観からの転換をはらんでいる。接種が強制的なニュアンスの強い「義務規定」から「努力義務」に変わったのは、対象になる病気とワクチンの情報が正しく伝われば、その必要性を人びとは理解するはずであり、法的な義務づけは必要ないと国が判断したからだ。当然、国や、接種を実施する自治体は、予防接種の効果、安全性、副反応について十分な情報を提供しなくてはならない。詳しい情報を得たうえで、接種を受けるかどうかは、本人もしくは保護者が決めることとなった。

集団接種から個別接種への移行で、個人の健康状態のチェックの比重が以前よりも大きくなる。かかりつけ医が個別に診察して体調を確かめ、接種の可否を判断する。個人への対応が、よりきめ細かくなった。体調が良好で都合のいいときにかかりつけ医で接種を受けられることが法改正の最大のメリットだろう。健康被害救済の制度面でも、死亡一時金が二〇八二万円から四二一〇万円へ、障害児養育年金や障害年金も引き上げられた。

しかしながら接種が一人ひとりの「自主性」に委ねられると、接種率の低下は免れない。任意のインフルエンザ、おたふく風邪（ムンプス）などの予防接種は、費用負担があるので家庭の経済状況や情報量によっても左右される。予防接種の絶対量は減っていった。

それに伴い、国内の製薬会社は、ワクチンの開発意欲を失った。「護送船団方式」で強制的な予防接種による利益確保に慣れていた製薬業界は、リスクを負った自主開発をためらう。国内のワクチン市場は収縮し、さりとて海外の医薬品市場に打って出る力もなく、ワクチンの新規開発を停止してしまったのだった。

岡部信彦・川崎市健康安全研究所所長は、一九九〇年代を予防接種の「暗黒時代」と称し、次のように回顧している。

「これらの問題（予防接種禍）がきっかけとなり、一九九四年（平成六年）に予防接種法が改正されました。しかし社会一般からワクチンに対する不信感はなかなかぬぐえず、そうなると研究面、行政面でも新しいワクチンの研究開発や導入にも後ろ向きになり、新しいワクチンの臨床試験（治験）をしようとしても、かつてのように協力してくれる人は少なくなったということも生じました。学問としてのワクチン学も極めてマイナーな領域となりました。こうして、日本では『ワクチン暗黒の時代』と呼ばれるような状態となり、その後、利用できるワクチンが欧米から二〇年遅れとなる『ワクチン・ギャップ』が生じることになりました」（医療専門サイトm3.com、二〇一九年二月七日）

ワクチン・ギャップとは、WHOが推奨するワクチンが、国内では公的な定期接種に組み込まれず、国際的水準に届いていない状態をさす。日本では未接種者が増えたために二〇〇〇年代には麻疹や風疹が集団発生している。二〇〇八年に北海道で開かれた「G8主要国首脳会議（洞爺湖サミット）」では、事務局が「日本から麻疹を持ち帰らないように、ワクチンを接種したかを確認し、まだの人は打ってきてください」とアナウンスした。

ワクチン不信が開発力の低下を招き、開発力が衰えたために不信感がさらに募るという悪循環に陥った。前途を憂えた厚労省は、二〇〇九〜一〇年の新型インフルエンザ流行を機に国産ワクチン開発のテコ入れを図る。「生産体制整備事業」を立ち上げ、細胞培養法の製造工場の完成を条件に四社に交付金をつけた。北里第一三共ワクチン（現第一三共バイオテック）に三〇〇億円、化学及血清療法研究所（現KMバイオロジクス）と武田薬品工業、阪大微生物病研究会にはそれぞれ二四〇億円が助成される。

だが、能力不足のところに公金を注入しても成果は生まれない。阪大微研は採算の見込みが立たず、早々と補助金を返して事業から退く。北里第一三共は、設定された期限までに必要な供給体制を築けず、その後五年ねばって設備の改良に努めたけれど目標には届かなかった。二〇一九年に補助金の一部を返上し、遅延損害金も払ってピリオドを打つ。

武田薬品とKMバイオロジクス（旧化血研）はどうにか目標をクリアしたものの期待どおりとはいかなかったようだ。治験データの情報開示も徹底しておらず、時間と資金が無駄に費やされたといわれる。

アンジェスの新型コロナワクチンの開発失敗も、生産体制整備事業の惨憺《さんたん》たる結果の続篇なのだ。安全性の担保と、被害者の救済を後回しにした国が裁判で敗れた反動は大きい。一人ひとりの被害者の窮状に正対しなかったために、ワクチン技術の地盤沈下を招いたといえるだろう。

歴史はくりかえすという。いま一度、救済をめぐる被害者の苦闘に触れておきたい。新型コロナワクチンによる副反応問題においても、被害者と遺族のなかには苦渋の選択で、やむに已《や》まれず、裁判に訴える人も出てくるかもしれない。少数の被害者が人間の尊厳を守るために何を大切にしなくてはならないのか。「因果関係の壁」をどう乗りこえていけばいいのか。先人のたたかいに目を向けてみよう。

### †予防接種被害の行政訴訟

予防接種禍集団訴訟の原告側の全面勝訴は、孤立し、泣き寝入りを強いられていた被害者がつながるきっかけを与えた。集団訴訟に加わっていなかった被害者も、沈黙せず、救済を求めるようになった。

東北地方ののどかな田園地帯で、小松正男さん・幸子さん夫妻と長女の綾乃さんが暮らしている。二〇二二年の秋の初め、小松家を訪ねた。

綾乃さん（当時四歳）の体に異変が生じたのは、一九八八年一月二五日、三種混合ワクチン接種の三日後だった。接種部分が紫色に腫《は》れ、綾乃さんは痒《かゆ》がり、寝転がってゴロゴロする。それまで幼稚園も休まず、元気に走り回っていたのに急におとなしくなった。二七日、体温が三八度を超え、幸子さんは近所の診療所に娘を連れていく。扁桃炎《へんとうえん》と診断されて薬を処方された。その後も熱が下がらず、別の医院を受診したが、やはり扁桃炎の処置を受ける。

二月一日、綾乃さんは意識を失い、激しい痙攣《けいれん》の発作を起こした。何度も発作に見舞われる。救急車を呼ぶと、地域の総合病院に搬送された。入院後も痙攣が頻発し、音への反応もなくなった。父の正男さんは「痙攣は日に一〇回、二〇回ではありません。もっと多かったです。常に唇が紫色になるチアノーゼを伴う痙攣でね。酸欠のような状態になるんです」と記憶をたぐる。「どこかにこの子を治せる病院はありませんか、重篤な子どもを診てくれる病院はありませんか、としつこく訊《たず》ねて、東京女子医大病院を紹介されました。藁《わら》にもすがる思いでした」と母の幸子さんが言う。

八八年三月一日、東京女子医大に転院し、さまざまな検査と治療が行なわれ、小児科の医療チームが診断を下した。

「三種混合ワクチン接種三日後に発症した急性脳症、てんかん、皮質聾《ひしつろう》、知的退行、意思疎通障害」と、厳しい病名を宣告される。綾乃さんは言語を失い、重度の心身障害を背負った。日常生活では全面介助が必要となる。東京女子医大の臨床医は、三種混合ワクチンの副反応で急性脳症が起きた、と言い切った。

退院した後も、小松夫妻は、毎月、片道約二〇〇キロ、綾乃さんを車に乗せて東京女子医大に連れて行き、治療を受けさせた。予防接種健康被害救済制度の存在を知り、一九八九年一月、医療費と医療手当の給付申請を地元の役場に出す。申請は国に届けられ、翌九〇年七月、審査結果が届いた。

「痙攣に基づく後遺症と本件予防接種との間に因果関係は認められず、厚生大臣の認定は得られない。医療費、医療手当は不支給」と役場から知らされる。夫妻に気落ちしている暇はなかった。その後も綾乃さんは何度か入院をした。

ある日、大部屋の病室で、幸子さんは他の患者の見舞にきていた人と話し込んだ。予防接種のせいでこうなったと説明すると、「大阪に予防接種被害者の会があって、集団訴訟をしている。会長の藤井俊介さんに連絡するといいですよ」と教えてくれた。藤井さんと会い、集団訴訟の弁護団を紹介されて長いトンネルに一条の光がさす。後年、藤井氏は、インタビューに応えて予防接種での健康被害の特殊性を、こう語っている。

「予防接種の被害は、絶対に起きてはならないものです。病気の治療による薬害とは違い、予防すると言って健康な子どもに注射し、死なせたり重度障害者にしたりするわけですから、詐欺《さぎ》行為です。その認識に立って、責任を誰がとるかを再検討すべきです。予防接種法には国の責任が明記されていますが、これは医師やメーカーの免責につながります」

「予防接種による被害の特殊性は、てんかんや身体障害、知的障害など二重三重の合併障害が一人の被害者に起きることです。その生活や介護の実態を国は知らない。日本の福祉はそういう障害を想定しておらず、これに見合う法律がありません。予防接種による被害であると認めても、国は対応できないんです。そういう重く複雑な障害を、強制的な予防接種でつくってしまっている。ですから被害者は、結局ほとんど満足な補償もなく、家族の犠牲の上に必死で生きています」（『いのちジャーナル essence』No.2、二〇〇〇年二―三月号）

小松夫妻は、一九九二年八月、意を決して「行政訴訟」を起こした。厚生大臣の救済否認の決定をくつがえし、医療費などの不支給を取り消させようと福島地方裁判所に提訴したのだ。人間関係が濃密な地元で、小松家は浮きあがり、「国を相手に大それた裁判を起こすなんてとんでもない」「お金が目当てだろう」と陰口をたたかれる。「世間が何と言おうと関係ない。世間がこの子の世話をしてくれるかい。親や身内が支えねばなんねぇ」と正男さんは腹をくくった。

訴状の提出に先立って、健康被害救済制度の「障害児養育年金」の給付も申請した。在宅の全面介助で綾乃さんを育てていくには、医療費や医療手当だけでなく、養育年金も必要だった。たとえ認められなくても、申請をしておかなくては裁判での大逆転の対象にはならない。案の定、年金も不支給の通知が届くが、行政訴訟への決心は揺るがなかった。

### †四年にわたるたたかいと判決

国を相手取った裁判は、やはり因果関係の判断が最大の争点だった。判断基準として白木四原則に立脚した三基準、「①当該症状がワクチンの副反応として起こりうることについて医学的合理性がある」「②当該症状がワクチンの接種から一定の合理的時期に発症している」「③他原因によるものであると考えることが合理的な場合に当たらない」――がすでに採用されていたが、厚生省はことごとく反論してきた。
①の医学的合理性については、「本件予防接種で使用されているワクチンは無菌体ワクチンであり、これによる脳症・脳炎等の副反応の発生率はかなり低い」「原告の脳症・脳炎（神経症状）は、予防接種による副反応によるものとは異なっている」（以下、『判例タイムズ』No.939、1997-7-15より）。②の発症時期に関しては、「同ワクチンによる副反応発症時期は、原則として接種後四八時間以内であり、被接種者の個体差等の違いにより若干の幅が認められるものの、原告の脳症・脳炎の発症時期は本件予防接種の一〇日後であるから、予防接種の合理的期間内における発症とは考えられない」。③の他原因についても「原告は、本件予防接種一〇日後の二月一日の時点において、ヘルペスウイルスによるヘルペス脳炎を来たした可能性が相当高い。それ以前の原告の扁桃炎と診断された症状はヘルペス脳炎の先行感染としても把握され得るものでもある」と副反応被害を否定した。
原告側は、東京女子医大の医師らを証人に立てて、立ち向かう。

裁判官は、①の「無菌体ワクチン」だから安全とする見解は、すべてのワクチンが毒性物質やアレルギーの原因になる成分を含んでいないとはいえないと一蹴。②の「接種一〇日後の発症」なので合理的期間内にないとの見方は、東京女子医大の診断書に「接種三日後に発症」と記された事実を重視して原告の主張を容れる。「右診断は、小児神経学につき最先端医療水準の評価を受けている東京女子医大小児科学教室において、福山幸夫教授が指導する病歴検討会でも支持されており、神経病理学の権威者白木博次博士も支持」と裁判長は医学的権威を重んじている。

③の「ヘルペス脳炎」という他原因の主張も、裁判長は臨床検査の結果から退けた。
「（東京女子医大病院の）医師らがウイルス感染の可能性を十分に疑ったうえでウイルス性脳炎の診断に必要な血清、髄液検査、頭部ＣＴスキャン画像検査、脳波検査等の各種検査を精力的に施行したが、いずれの検査においてもウイルス性脳炎感染を支持する陽性所見は得られず、とくに、ヘルペス脳炎は完全に否定され、結局、同病院は、ウイルス感染の可能性を認められないとの診断をしている」

「原告には、父母、兄弟その他の親族にてんかんの病歴のある者はおらず、遺伝因子の関与は窺《うかが》われない」

「原告の急性脳症は、本件予防接種以外の原因によるものと考えるほうが合理性がある場合ではない」と裁判長は判断し、判決主文を、次のように言い渡した。

「本件においては、因果関係が存在することを認定する要因である三つの基準を充たしており、厚生大臣が原告の本件症状と本件予防接種との因果関係の存在を認定しなかったことは、因果関係についての判断を誤ったものというべきであり、その誤った判断に基づいてされた本件各処分は違法であって、取り消しを免れない」

国の全面敗訴であった。被害実態が深刻なので、国も控訴しなかった。判決が出たのは一九九六年八月。まる四年かかって小松夫妻と長女は、医療費と医療手当、養育年金の支給を勝ち取ったのである。父の正男さんは、こんな感懐を口にした。

「新聞に名前も出る、テレビのインタビューも受けた。周囲にはあれこれ言われましたよ。それでも覚悟かな、国を相手にたたかうのだから、最高裁までいく覚悟でやりました。地裁で負けても、家や土地を売り払ってでも最後までいく覚悟でやったんです。幸いにして、敏腕の弁護士さんがついてくれて、集団訴訟の原告勝訴の土台もあって、一審で勝てました。ラッキーでした。覚悟を決めたのは、やっぱり、子どもたちに恥ずかしくない親でいたかったからです。綾乃の上に兄、下に弟がいます。兄弟が成長して、綾ちゃんがこういうふうになったのに親父は裁判も何もしないで手をこまねいていたと思われたくなかった。親父は、自分たちきょうだいのために裁判でたたかって、結果的に負けていたとしても、やることはやったんだ、とわかってほしかったからです」

正男さんに、「新型コロナワクチンの副反応疑い死亡例が一八五〇人を超えました」と伝えると、目を大きく見開いて言った。

「もうそんなに健康被害が出ているのですか。コロナワクチンで被害に遭った人たちも、ある程度、集まって、つながったほうがいいんじゃないですかね。個々にたたかうのは厳しい。それだけ被害者がいるのだから、いずれ大きな社会問題になるでしょう。だけど、大手の新聞やテレビは、深刻な副反応の問題をほとんど報じませんね。国のワクチン推奨の方針に従っているからでしょうか。ワクチンがコロナ対策で必要だとしても、メディアは本当のことを言わなきゃいけませんよ」

小松家のリビングで私が両親にインタビューをしている間、三九歳になった綾乃さんはソファに横たわり、雑誌の表紙に手を置いたまま、澄んだ瞳でじっとこちらを見つめていた。運動機能回復のリハビリが奏功し、一時、ゆっくり歩けるようになったが、発熱が続いてしばらく入院したら脚の筋肉が弱って車椅子生活に戻った。歩けていたころは、発作が起きてしばしば転倒した。いきなりドーンと倒れるので目が離せない。打ちどころが悪くて骨折したこともある。車椅子を使えば倒れる心配はなくなったのだが……。

長い裁判闘争が終わっても一本のワクチンで暗転した生活は続いている。

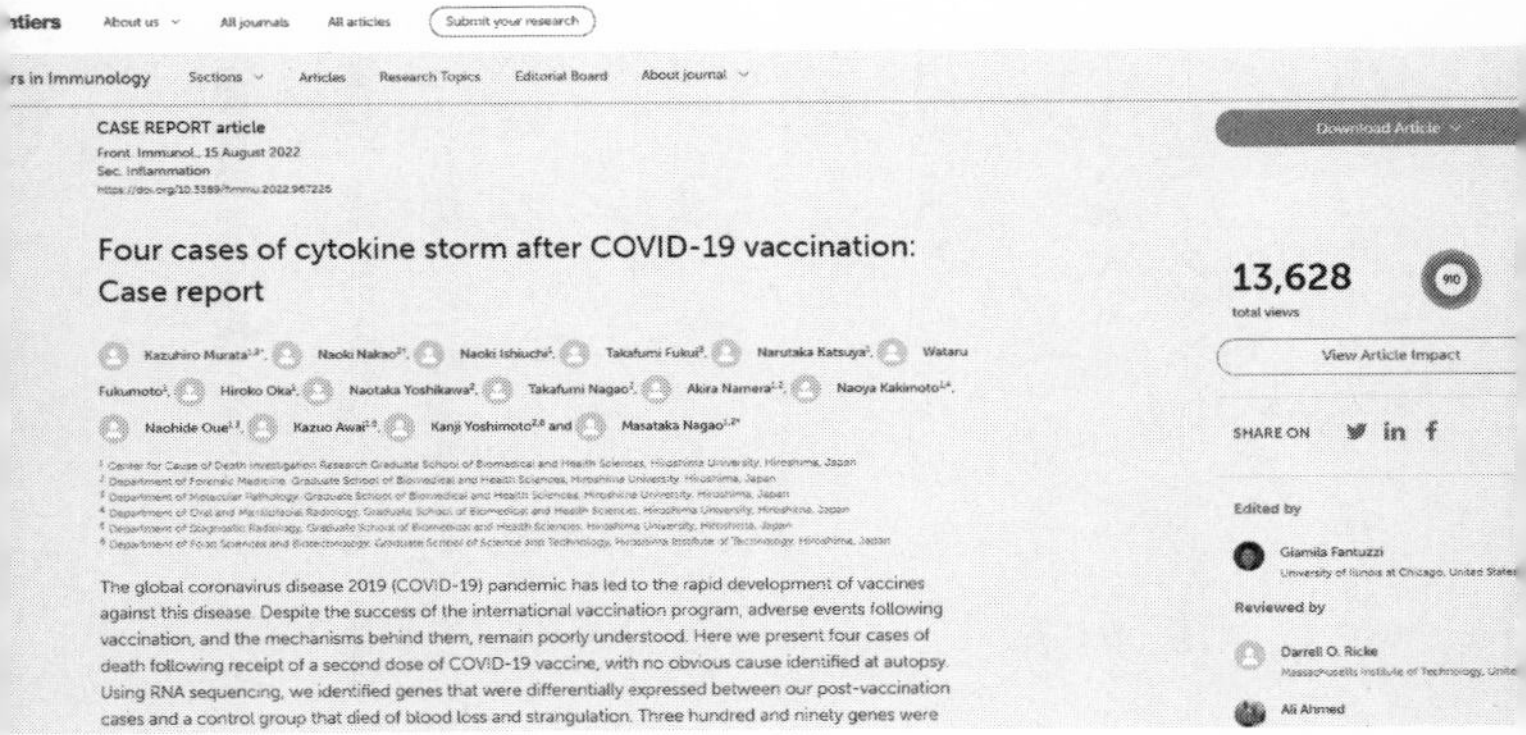

ntiers About us All journals All articles Submit your research

rs in Immunology Sections Articles Research Topics Editorial Board About journal

CASE REPORT article

Front. Immunol., 15 August 2022
Sec. Inflammation
https://doi.org/10.3389/fimmu.2022.967226

Four cases of cytokine storm after COVID-19 vaccination: Case report

Kazuhiro Murata[1,2*], Naoki Nakao[2*], Naoki Ishiuchi[2], Takafumi Fukui[3], Narutaka Katsuya[3], Wataru Fukumoto[5], Hiroko Oka[4], Naotaka Yoshikawa[2], Takafumi Nagao[2], Akira Namera[1,2], Naoya Kakimoto[1,4], Naohide Oue[1,3], Kazuo Awai[1,5], Kanji Yoshimoto[2,6] and Masataka Nagao[1,2*]

[1] Center for Cause of Death Investigation Research Graduate School of Biomedical and Health Sciences, Hiroshima University, Hiroshima, Japan
[2] Department of Forensic Medicine, Graduate School of Biomedical and Health Sciences, Hiroshima University, Hiroshima, Japan
[3] Department of Molecular Pathology, Graduate School of Biomedical and Health Sciences, Hiroshima University, Hiroshima, Japan
[4] Department of Oral and Maxillofacial Radiology, Graduate School of Biomedical and Health Sciences, Hiroshima University, Hiroshima, Japan
[5] Department of Diagnostic Radiology, Graduate School of Biomedical and Health Sciences, Hiroshima University, Hiroshima, Japan
[6] Department of Food Sciences and Biotechnology, Graduate School of Science and Technology, Hiroshima Institute of Technology, Hiroshima, Japan

The global coronavirus disease 2019 (COVID-19) pandemic has led to the rapid development of vaccines against this disease. Despite the success of the international vaccination program, adverse events following vaccination, and the mechanisms behind them, remain poorly understood. Here we present four cases of death following receipt of a second dose of COVID-19 vaccine, with no obvious cause identified at autopsy. Using RNA sequencing, we identified genes that were differentially expressed between our post-vaccination cases and a control group that died of blood loss and strangulation. Three hundred and ninety genes were

Download Article

13,628
total views

View Article Impact

SHARE ON

Edited by
Giamila Fantuzzi
University of Illinois at Chicago, United States

Reviewed by
Darrell O. Ricke
Massachusetts Institute of Technology, United
Ali Ahmed

終　章

# 「副反応疑い死」の真実へ

広島大学大学院の研究チームが学術誌『Frontiers in Immunology』に掲載した
「新型コロナワクチン接種後のサイトカインストーム4例」の症例報告
(Frontiers in Immunology COVID-19 vaccination:Case report)

## †「基礎疾患」をどう捉えるか

突然、愛しい肉親を喪《うしな》った遺族にも、時間は仮借なく流れる。

二十代の息子を重篤な副反応と思われる病変で亡くした母親は、一周忌を過ぎても、広い部屋に設《しつら》えた祭壇に骨壺を置き、息子が着ていた服に愛用のギター、オーディオセット、グラブとバット、書棚の本、パソコン、ゲーム機器などの遺品をずらりと並べて暮らしていた。母親のなかで息子は生きている。

「おはよう。今日は天気がいいよ。絶好の草野球日和だね、出かけるの」と、骨壺に語りかける。「お弁当は……」でも、返事はない。

現実に引き戻され、「なんで、死んだの。誰も教えてくれないよ。会いたいね」と嗚咽をもらす。泣くのが日課だ。厳しい時の流れに抗いながら、ベールに包まれた死因の前で立ちすくんでいる。コロナにかからず、健康でいよう、うちにはお祖母ちゃんもいるしねと奨めたワクチン接種で命を落としたのかと思うと、わが身を引き裂かれるようだと小声で洩らす。ひとの悲しみもまた多様である。

新型コロナワクチンの接種後に亡くなった中日ドラゴンズの投手木下雄介さんの妻、茜さんは、二〇二二年一〇月、八方手を尽くして、健康被害救済制度に申請する書類をようやく揃えた。

・予診票
・接種済証
・請求書（死亡一時金、葬祭料の請求書）
・予防接種を受けたことにより死亡したことを証明することができる医師の作成した診療録（雄介さんの二〇〇〇枚のカルテを記録したCD）
・戸籍謄本、保険証等（請求者と死亡した者との身分関係を明らかにできるもの）
・死亡診断書
・埋葬許可証
・被接種者の経過概要（主治医の説明）

雄介さんが亡くなって一年二か月が過ぎ、書類が整った。これを自治体の窓口に提出し、厚労省の審査会に申請が送られて認否の結果が出るまでどのくらいの時間がかかるのだろう。茜さんは滅入りそうな心を奮い起こして申請を行なった。一つの支えは主治医の簗瀬正伸・藤田医科大学教授のバックアップだった。茜さんは「夫の死は何ものにも代えがたいほど悲しいけれど、簗瀬先生に出会えたことは救いです」と言う。簗瀬氏は、救済の申請に必要な被接種者の経過概要を丁寧に記し、協力を惜しまなかった。

三章でも触れたが、簗瀬氏らは、日本心臓病学会の『Journal of Cardiology Cases』に雄介さんの症例報告を載せ、副反応問題に消極的な医学界に一石を投じた。学術雑誌が査読を経てワクチン接種と心筋炎に関連がある可能性を論じた症例報告を掲載したことは、心臓病学会が副反応問題を正式に認めた証ともいえる。ようやくワクチン接種と心筋炎、既往の僧帽弁逆流症（ＭＲ）や不整脈に専門的な光が当たった。世界中の医師がワクチン接種と心筋炎について検討し、科学的に検討できる「場」が生まれたのである。簗瀬氏は、症例報告に託した思いをこう語る。

「将来的には僕らが『Journal of Cardiology Cases』に報告した病理像を否定する意見が出てくるかもしれません。逆に賛同者が増えるかもしれない。どちらにしても医学は、誰かが学術雑誌に症例報告や論文を載せ、世界中から意見が寄せられて、侃々諤々《かんかんがくがく》、議論されて高まっていくものです。関係者の内輪の話ではなく、オープンにできました」

簗瀬氏は、今回の症例報告で重要なメッセージを発信している。

「それは、心臓の基礎疾患がある方は、もちろんワクチンの接種を止めるわけではないけれど、接種は慎重に、注意が必要だということを言いたかったのです。基礎心疾患があれば、アスリートレベルの元気な人でも注意しなくてはなりません。少しでも体調がおかしいと感じたら医師に診てもらったほうがいい。しっかり相談してほしい。ありがたいことに現代では、接種しないこととイコール悪とは見られなくなりました。心疾患があれば、周りから背中を押されてワクチンを射つのではなく、自分で射つか射たないか考えていただきたい。心臓の疾患がある人は、ワクチン接種によって原疾患を悪化させる可能性があります。自分の体は自分で守らなくてはいけません」

もう一度、雄介さんがトレーニング中に致死性不整脈（心室細動）に至ったプロセスを確認しておこう。もともと雄介さんには本人の知らぬ間にマリグナント（悪性の）僧帽弁逆流症（ＭＲ）が潜伏していた。心臓の僧房弁の後尖《こうせん》という部分が退縮して心臓の筋肉と一体化し、左心室から左心房へ血液の逆流があったと推察される。このマリグナントＭＲの影響もあって不整脈という二つ目の持病も存在していた。いわば二個の時限爆弾を抱えていたのだが、本人に自覚症状はまったくなく、トップアスリートの激しいプレーやトレーニングもこなした。日常の生活では変調をきたさず、リスクは見過ごされていた。

そこに職域のモデルナ製ワクチン接種で心筋炎が発症し、危うい均衡が崩れる。心室細動が起きて、心肺停止に至ったと推認されている。二つの時限爆弾に心筋炎が被さって生命の危機を招いたのである。だから「心臓の基礎疾患がある人は、慎重に接種を」と簗瀬氏は注意を呼びかける。では、要注意の基礎心疾患には、どのような病気が含まれるのか。「日本循環器学会が二〇一七年に定義をした心不全が該当するでしょう。心不全とは『心臓が悪いために、息切れやむくみが起こり、だんだん悪くなり、生命を縮める病気』です。心臓が悪くなる原因として、①高血圧、②心臓の筋肉が侵される心筋症、③心臓を養っている血管が詰まって起きる心筋梗塞、④心臓のなかの弁が狭くなったり、閉まらなくなったりする弁膜症、⑤脈が乱れる不整脈などが挙げられています。これらの基礎疾患がある人は、ワクチン接種の前に医師に相談していただきたいのです」と簗瀬氏は述べる。

かたや厚労省は、逆に基礎疾患のある人への接種を優先的に行なっている。

厚労省サイトの「新型コロナワクチンQ&A」では「高血圧や糖尿病、喘息、肥満、心筋梗塞、心不全、腎臓の病気などの基礎疾患があっても、ワクチンを接種することができます。新型コロナウイルスに感染した場合、重症化するリスクが他の方よりも高いため、こうした病気の治療等のために通院・入院されている方は、『基礎疾患を有する者』として優先接種の対象となっています」と示す。

はたまたワクチンのメーカーは、接種券と一緒に送ってくる「新型コロナワクチン予防接種についての説明書」で「予防接種を受けるに当たり注意が必要な人」を、次のように列挙している(武田/モデルナ社ワクチン用)。

・抗凝固療法(抗凝固薬を用いて血液の凝固能力を低下させ心臓、動脈や静脈、体外循環回路内の凝固を阻止する治療法)を受けている人、血小板減少症または凝固障害のある人
・過去に免疫不全の診断を受けた人、近親者に先天性免疫不全症の方がいる人
・心臓、腎臓、肝臓、血液疾患や発育障害などの基礎疾患がある人
・過去に予防接種を受けて、接種後二日以内に発熱や全身性の発疹などのアレルギーが疑われる症状がでた人
・過去にけいれんを起こしたことがある人
・本ワクチン成分に対して、アレルギーが起るおそれがある人
これらの人は「必ず接種前の診察時に医師へ伝えてください」と添えてある。医師の判断に従えと言っているようだ。

基礎疾患のある人は、新型コロナ感染症にかかると重症化しやすい。それを回避しようとワクチンを打てば副反応の落とし穴にはまりかねない。どちらのリスクを取るか。本人

の体質や病状によって違ってくるので、慎重な対応と自分で判断する材料が求められる。最後に決めるのは自分自身だ。

### †副反応の引き金

それでは、副反応の核心部分に踏み込もう。心臓に基礎疾患がある人が新型コロナワクチンを接種すると、どうして心筋炎や心膜炎を発症しやすくなるのか。

簗瀬氏は、前職の国立循環器病研究センターで心臓移植に携わった経験を踏まえて、次のように語る。

「ワクチン接種によって心臓に炎症が起きるメカニズムはわかっていません。海外の論文でも、まだ機序を解き明かしたものはない。ただ、個人的意見ですが、移植免疫という特殊な分野では、mRNAワクチンはかなり怖がられています。心臓移植を受けた患者さん(レシピエント)は、そのままでは体が頂いた心臓を異物と受けとめて反応し、自らの免疫細胞や抗体が排除しようと攻める〝拒絶反応〟が起きて危険な状態になります。なので免疫抑制剤を飲まなくてはなりません。免疫反応を抑える薬です。しかし、免疫抑制をしている移植患者さんにmRNAワクチンを投与すると、予期せぬ免疫反応が生じ、拒絶反応が起きかねないと考えました。ワクチンに含まれる、効果を高めるための免疫を活発に（賦活化）する成分が悪影響を及ぼすのではないか、ともいわれています。心臓移植界の重鎮のなかには、レシピエントが新型コロナ感染症にかからないよう万全を尽くし、ワクチン接種を推奨しない方もいます。万が一、拒絶反応が起きて患者さんがお亡くなりになれば、ドナー（提供者）とご家族の負託をも踏みにじってしまいます。提供された心臓が別の患者さんに渡っていれば助かったかもしれません。一つの心臓にレシピエントとドナー、そして待っている誰か、合わせて三人の命が託されているのです。心臓移植は絶対に失敗できないのです」

では、重い副反応を引き起こす元凶は何か。mRNAワクチンの免疫を賦活化し、悪い免疫反応を惹起《じゃっき》する成分とは何だろうか。

「はっきりしていません。スパイクたんぱく質のmRNA自体の影響もあるかもしれませんが、海外の論文などによれば、本体のmRNAを包んでいる脂質ナノ粒子（LNP）の添加物が、免疫反応を惹起させているのではないか、ともいわれています。ウイルスの専門家ではないので、それ以上は……」

思えば、mRNAワクチンは想像を超えたスピードで開発されて世に現れた。破壊的イノベーションの裏で未確認の課題が積み残されている。このワクチンの副反応と向き合うには、私たちが「何を知らないかを知る」ことが出発点になる。たとえば、簗瀬氏も疑問を投げかけた脂質ナノ粒子の添加物について、医薬品研究機関のリーダーは、次のようにコメントした。

「mRNAは壊れやすいのとそのままでは細胞に入りにくいので、脂質ナノ粒子で包み込む形で注射されています。一般的に脂質ナノ粒子は適度な炎症を起こす作用とサイトカイン（細胞から分泌されるタンパク質であり、細胞間相互作用に関与する生理活性物質の総称）を誘導する機能をもっています。脂質ナノ粒子と言っても一つの物質ではなく、多くの脂質の種類があります。モデルナとファイザーで副反応が少し違うのは脂質ナノ粒子の違いではないかと考えられています。免疫反応には個人差が大きく、脂質ナノ粒子による炎症反応にも個体差がありますが、このあたりは依然としてはっきりしていないのです」

## †因果関係という迷宮

未解明の作用を含んだワクチンの接種が続き、頻度は低いとはいえ、重篤な副反応が起きている。社会防衛論を押し立てて少数の異変を見ようとしなければ何も見えてはこない。

本書の冒頭で紹介した東広島市の岡本裕二さんは、ワクチン接種三日後に自宅で突然死していた息子、裕之さん（享年三〇）の死因の解明を待ち続けていた。遺体は、いったん警察が引き受けて広島大学法医学研究室で解剖されたが、届いた「死体検案書」はほとんど空欄。死亡の原因には「不詳」の二文字しかなかった。

「これは何でしょうか。意味がわからないのですが……納得しようがありません。説明をしてください」と岡本さんは抗議をした。警察は、検体として保管している遺体の一部を広島大学の病理検査に回してもいいか、と連絡してくる。岡本さんは「お願いします」と委ねた。息子がどうして亡くなったのか知りたい一心だった。

だが、当初、検査結果が出るまで二、三か月といわれていたが、やがて一年、一年半と引き延ばされそうになる。二〇二二年七月下旬、裕之さんの一周忌が近づき、岡本さんは仏前に何の報告もできないのは耐えられないと、怒りに似た感情を警察にぶつけ、解剖後の鑑定書を開示するよう求めた。岡本さんは覚悟を決める。サポートの弁護士が警察と広島大学、東広島市とひんぱんに連絡を取って、膠着状態を解きほぐす。そして、広島大学から警察を経由して「鑑定書について」というA４判の一枚の紙が届いた。

そこには「死因」に関して、こう記してあった。

「解剖時に採取した本屍の血液を用いた解析結果から判断すると、本屍の死因は全身性炎症反応症候群によるものと考えられる。ワクチン接種が契機となった可能性は否定できないが、解剖・検査所見のみから内外因死の別を判断することはできない」

「全身性炎症反応症候群（ＳＩＲＳ）」という病名が初めて浮かび上がった。聞きなれない病名を目の当たりにして岡本さんの疑問はさらに膨らむ。

日本救急医学会は、全身性炎症反応症候群を「侵襲（細胞、組織を損傷する内因的および外因的刺激）の種類にかかわらず、サイトカインを中心とした免疫炎症反応による非特異的な全身生体反応を把握するための臨床概念」と定義している。

首都圏の中核病院の内科医は、「どうもサイトカインストーム（免疫暴走）が起きていたようですね。サイトカインはさまざまな種類があり、免疫反応を調節する生理活性物資です。ウイルス・細菌などに対する生体防御を担っていますが、そのなかの炎症性サイトカインが感染症などによって大量に産生されて血中に放出されると、過剰な炎症反応が引き起こされ、さまざまな臓器に致命的な障害を与えます。このような病態がサイトカインストーム。新型コロナ感染症の重症者によく見られます。それがワクチン接種によって誘発された可能性がある。サイトカインストームが進むと、ＳＩＲＳが起きて、多臓器不全に至ることがあります」と解説してくれた。

新型コロナを予防するワクチン接種でコロナにかかって重症化したような状態に陥ってしまったようだ。裕之さんはコロナには感染していない。ワクチンは重症化を防げるはずではなかったのか……。岡本さんと弁護士は、紙一枚、数行の説明ではとうてい合点がいかず、ふたたび警察に鑑定書そのものの提示を求めた。二〇二二年八月中旬、A4判、八ページの鑑定書が岡本さんに開示される。驚くような事実が記されていた。

解剖の執刀をしたのは病理学専攻の大学院生だった。補助者に助教、教授の名も載っている。解剖の所要時間は、ふつう二、三時間とされるが、五時間一五分もかかっている。何か特別な解剖手法が採用されたのかもしれないが、鑑定書からはうかがい知れなかった。遺体の外表に損傷はなく、型どおりの測定・検査を済ませ、頭蓋、胸腹腔、胸腔臓器、腹腔臓器と内景の観察に移っている。

岡本さんは鑑定書の隅から隅まで舐めるように読んだ。しかし、いくら読んでも腑に落ちない。尿の薬物スクリーニング、病理組織、CT、化学検査と項目が並んでいるが、隅から隅まで読んでも全身性炎症反応症候群と判断した根拠となる臨床検査データが見当たらないのだ。病理組織検査の光学顕微鏡写真も添付されていない。鑑定書に記された所見から全身性炎症反応症候群という死因を導くのは不可能なように思えた。人を介して第三者の医師に意見を聞くと、自分と同じ見方が示される。裏づけの病理データがほしいと思った。

岡本さんは弁護士の支援を得て、警察と広島大学に臨床検査データの開示と、血液、組織標本などの引き渡しを求める通知書を出した。電話で私が心境を問うと「息子は人生の終末でどんな目に遭って亡くなってしまったのか。できる限り明らかにしたい。父親の務めだと思います」と毅然とした口調で言った。

## †免疫が暴走して……

その返答を待っている間に、またもやどんでん返しが起きる。

広島大学の法医学、病理学講座を中心とする大学院医歯薬保健学研究チームが、『Frontiers in Immunology（免疫学の最前線）』という国際免疫学連合会（ＩＵＩＳ）が発行している学術誌に、岡本裕之さんを含む、二度目のワクチン接種後に亡くなった四人の症例報告を載せたことが明らかになったのだ（https://www.frontiersin.org/articles/10.3389/fimmu.2022.967226/full）。

専門家の査読を経て掲載された論文のタイトルは「新型コロナワクチン接種後のサイトカインストーム四例」（原文英語）。広大研究チームは鑑定作業を介して、サイトカインストームの謎に迫っていた。

岡本さんが知人を介して免疫と遺伝子に詳しい大学医学部教授に症例論文を翻訳してもらうと、全身性炎症反応症候群（SIRS）の発症が生々しく伝わってきた。

広大研究チームは、二度目の接種後一〜一〇日で死亡した二十代〜五十代の男性四人の遺体を解剖していた。そのなかに岡本裕之さんも含まれている。四人のうち裕之さんら三人がモデルナ製のワクチンを、一人がファイザー製を接種していた。

新型コロナのワクチン接種が始まってさほど経たない間に、少なくとも広島県内で、四人もの若い男性が接種後わずかの日数で亡くなっていたことには驚くばかりだ。四人とも検視官が測定した直腸温から死亡時の体温は、それぞれ四一〜四三℃、四二〜四六℃、三九〜四一℃、四三〜四四℃と「異常高熱」だったと推測されている。

剖検では、四人のどの遺体からも死亡原因にかかわる情報は得られなかった。病理検討でも主要臓器に「うっ血」などの突然死の所見はみられたが、心筋炎を含む死亡原因の情報はつかめなかったという。そこで広大チームは、死の直後、二四時間以内に採取した血液サンプルを「ＲＮＡシークエンシング」という最先端技術で解析する。

ＲＮＡシークエンシングとは、遺伝子の塩基配列を高速に読み出せる次世代シークエンサーを使い、細胞のなかのｍＲＮＡやｍｉ（マイクロ）ＲＮＡの配列を読み解くことだ。これを使えば遺伝子の遺伝情報がさまざまな生体機能をもったんぱく質の合成を介して具体的に現れる「遺伝子発現」の変化がわかる。広大チームは、突然死の原因がはっきりしている対照二症例と、ワクチン接種後死亡例の遺伝子配列を読み取り、遺伝子発現の違いを比較検討した。

そうすると読み取れた四万三七五一の遺伝子のなかで両者に有意に発現差がある遺伝子が五〇五あった。そのうち三九〇の遺伝子で接種後死亡四例の発現が亢進し、一一五の発現は低下していた。わけても接種後死亡四例の「好中球脱顆粒《だつかりゅう》」に関連する遺伝子が、対照症例よりも「顕著に高い」と認められた。

好中球という細胞は、生まれつき人間の体に備わっている自然免疫の一つで、白血球全体の約四五～七五％を占める。好中球は、病原体を貪食《どんしょく》して消化・分解する一方、顆粒を放出して、細胞間の情報伝達の役割を担うサイトカインを産生し、他の免疫細胞に動員を働きかけて免疫反応を促進する。接種後死亡四例では、好中球脱顆粒とサイトカインの情報伝達にかかわる遺伝子の発現が著しく高まっていたのだ。

一般的にサイトカインが過剰に分泌されて暴走化すると、自らを攻撃する。それがサイトカインストームだ。免疫力の強い若者は、免疫系が極端に反応すると、全身に嵐のような混乱が生じる。かつて一九一八、一九年にかけて世界的に流行し、死亡者が一億人を超えたと推定される「スペイン風邪（H1N1亜型インフルエンザ）」で青年層に被害が多かったのは、サイトカインストームによるものと考えられている。

広大研究チームは、症例報告に「ワクチン接種のリスクに関する情報を収集することは重要ですが、明確なデータなしでは死亡の原因を特定することは困難です」と、一応ことわったうえで、次のような考察を記した。

「RNAシーケーシングの結果は、ワクチン接種後にサイトカインの異常な分泌、おそらくサイトカインストームが発生し、全身性炎症反応症候群（SIRS）を発症して死に至った可能性があることを示唆しています。（略）SIRSはCOVID-19（新型コロナウイルス感染症）感染後に発生する可能性が報告されています。COVID-19ワクチン接種は、人為的なCOVID-19感染とみなすことができます。それゆえ、ワクチン接種はSIRSを誘発するかもしれません」

症例報告を食い入るように読んでいた岡本さんは、ふーっと大きく息を吐いた。「人為的なCOVID‐19感染」という記述にやっぱりそうか、とわが身をふりかえった。息子と遺伝子の半分を共有している自分も、同じモデルナ製ワクチンの二度目の接種後、高熱で意識が朦朧《もうろう》とし、リンパ節が腫れて帯状疱疹も出て苦しんだ。サイトカインの分泌が亢進していたのだろう。SIRSに悪化しなかったのは齢をとって免疫力が落ちていたからかもしれない。

それにしても、と次から次に疑問が頭に浮かぶ。多くの若者は発熱や接種部位が腫れて痛む「モデルナアーム」の副反応が生じても数日で回復するのに、息子はどうして免疫が暴走してSIRSを発症し、死んでしまったのか。ふたたび症例報告に視線を落とした。

「今回の死亡した四人では、最初のワクチン接種によって免疫能が感作（特定の抗原＝新型コロナウイルスに対して生体が感じやすい状態に）され、二回目のワクチン接種によってSIRSが発症しやすくなったことが考えられます。また、今回の亡くなった四人は、ワクチン接種によってSIRSを発症しやすい生まれつきの素因を持っていた可能性がありますか。しかし、われわれの研究結果は、この異常なサイトカイン応答を引き起こした原因を明らかにしておりません。一塩基多型（ある集団内に一％以上の頻度で発生する、DNA

分子の塩基配列のうち一塩基のみが変異した多様性）の解析などのさらなる研究が必要です。依然として、ワクチン接種は感染の拡大を防ぐために不可欠であり、今回の症例のみに基づいて危険とみなすべきではありません。ワクチン接種に関連する重篤な有害事象に関連する危険因子を特定するには、さらなる研究が必要です」

接種後に亡くなった四人は、わが身を守るはずの免疫が暴走して己を攻撃し、全身性炎症反応症症候群を発症。多臓器不全をきたして命が尽きたと推認された。

広大研究チームは、こう警告している。

「解熱薬を用いても、ワクチン接種後に四〇℃を超える異常高熱がみられた場合には、注意深い観察と対処が必要と思われます」

副反応による高熱を甘く考えてはいけない。

岡本さんは症例報告を読み終えて感懐を吐露した。

「息子が異常な高熱に冒されて、うなされながら逝ったのかと思うと、あらためて辛かっただろうなぁ、苦しかっただろうなぁ、と可哀そうでなりません。どうして気づいてやれなかったのかと悔やまれますが、就寝するまでまったく普通に生活していて、朝、妻が起こしに行ったら亡くなっていたのです。死因がずっとわからず、気もちがふさぎっぱなしでしたが、鑑定書をもらって、一周忌の席で、全身性炎症反応症候群やサイトカインストームが起きていたことを報告できたのは、せめてもの慰めでした。妻と次男にも、私がメディアの取材を受け、あちこちに掛け合ってきた意味を少しは説明できました。当初は新たな病理データはないと言われましたが、症例報告で死因がだんだんわかってきたので健康被害救済の申請をします」

岡本さんは、東広島市の窓口に必要書類と広大研究チームの症例報告の和訳も加えて、救済の申請を行なった。もう市の窓口から「書類が足りない」とは言われなかったが、申請が県を経由して国に上げられ、疾病・障害認定審査会が救済を認めるかどうかはまだわからない。

## †統制システムの内で

「できれば、私と同じような目にあっている人たちの手助けをしたい」と岡本さんは言った。

家族を副反応疑いで亡くしながら、厚労省の副反応被害報告で因果関係不明の判定を下され、落胆して被害救済の申請を諦めている遺族は相当な数に上る。副反応被害報告と健康被害救済は、まったく別の制度だから諦める必要はない。堂々と救済の申請をすればいい。申請をした窓口に書類が足りないと言われて断念している人も多い。本来、自治体には因果関係を審査する権限はないのに余計な書類を求められ、立ち往生しているのではないか。行政の手続きは、経験するのとしないのとでは理解度が大きく違ってくる。岡本さんは自らの痛苦をともなう経験知を、同じような境遇の人と分かち合いたいと願っている。

社会防衛か、個人の自由か。

人類を救うはずのワクチンが、巨大資本の国境をこえた営利活動とともに行動原理の分断を深めている。その狭間で生じる副反応疑い死が、製造物責任を持つ巨大資本と、それと連携する政府機関によって、なかったことにされているとしたら、ウイルスよりも怖い統制システムのなかに私たちは組み込まれたといえよう。気がついた者から声を上げよう。声を上げなくては統制のシステムが社会のあらゆる方向に増殖してしまうだろう。

# あとがき

新型コロナ感染症の大流行にまつわる謎の一つに「超過死亡」の激増がある。

超過死亡とは、死亡者の数が例年の水準に基づく予測値に比べてどれだけ上回っているかを示す指標だ。あらゆる死因が含まれているのでパンデミックが社会に与えた包括的なダメージが推し量られる。

日本の超過死亡をみると、二〇二〇年はマスク、手洗いなどが励行されて感染対策が広がったせいか前年よりも死亡数は減少した。が、二一年は二〇年よりも六万七一〇一人も死亡者が増えた。これは戦後最多の超過死亡である。東日本大震災が勃発した二〇一一年ですら、前年を上回る死亡数は五万六〇五四人だったので、いかに多いかわかるだろう。

さらに二二年の上半期一〜六月の超過死亡も、最大四万六〇〇〇人と国立感染症研究所は推計している。

何が超過死亡を押し上げているのだろうか。

二一年の新型コロナによる死亡者数は一万六七六六人（人口動態統計）で、超過死亡六万七一〇一人とは大きく隔たる。統計に表れた新型コロナ感染による死亡とは別の理由で、五万人以上が亡くなっている。超過死亡を増やしている要因はいったい何か。

二二年も超過死亡が激増していることについて、推計・分析をした感染研の鈴木基感染症疫学センター長は、「社会的要因を含めて広い意味で新型コロナの流行拡大の影響といえる」と評した。鈴木氏は、二二年二月一八日、厚生科学審議会予防接種・ワクチン分科会副反応検討部会に参考人として呼ばれ、超過死亡の多さについて解説している。副反応検討部会にわざわざ招かれたのは、巷では医学者の間からも新型コロナワクチン接種が超過死亡に影響を与えているのではないかという意見が出ていたからだった。

副反応検討部会で、鈴木氏は、大阪府、兵庫県、全国の時系列での「ワクチン接種数」と「超過死亡の発生」のグラフ（https://www.mhlw.go.jp/content/10601000/000900468.pdf）を示して、両方を見比べるよう出席者に呼びかけ、次のように断言した。

「この単純なグラフから言えますことは、第四波の超過死亡は、ワクチン接種数の増加よりも先に発生し、そしてピークを迎えたということ。そして、ワクチン接種数がピークを迎えたときには、既に超過死亡はほとんど観察されていなかったということです。原因は結果に先行するという原則から言いますと、ワクチン接種の増加が超過死亡の増加につながったという説明は成り立たない」

さらに「ワクチン接種が超過死亡の原因となるという学術的な検証を経た科学的根拠は他の国からも報告はない」とした。第四波の超過死亡の要因として、新型コロナ感染が爆発的に増えたために「医療システムが逼迫し、非感染者における救急医療や一般医療、他病院サービスにも影響を与えた」可能性に言及した。いわゆる医療崩壊が起きて、コロナに感染していない、他の疾患（がん、脳血管障害、心臓病など）の患者の治療が手遅れになって死亡者が増えたというわけだ。

こうした鈴木氏の見解に対し、名古屋大学名誉教授の小島勢二氏は、データを示して反論している。まず「超過死亡は、ワクチン接種数の増加より先に発生」という論拠について、二二年二～四月ごろの「ワクチン三回目接種回数の推移」（図6）と「ワクチン三回目接種後に見られた超過死亡」のデータ（図7）を突き合わせ、「三回目コロナワクチン接種のピークと超過死亡は同時期に観察され、接種回数と超過死亡には、相関係数〇・九九と極めて強い正の相関がある」として否定する（「感染研が示した超過死亡をめぐる見解に対する疑問」https://agora-web.jp/archives/221015011630.html)。

そして、二二年五月一三日の副反応疑い報告の死亡症例一六九〇件を分析し、心筋梗塞、肺炎、脳出血が上位を占めると指摘し、ワクチン接種後の死因に関して、こう記す。

「ワクチン接種後の死因で最も多いのは状態悪化であるが、死亡診断書には老衰として記載されている例も多いと想像される。このことから、循環器系疾患、呼吸器系疾患、老衰による超過死亡には、新型コロナウイルス感染やワクチンに関連する死亡が含まれていると考えられる」。さらに医療逼迫が起きていない島根県や鳥取県でも二二年二～三月に一三一人、一九〇人もの超過死亡が観察されたと指摘し、新型コロナの流行拡大の影響を受けない要因があると説く。それが、接種後の副反応による状態悪化なのだろうか……。

もちろん、七万人ちかい超過死亡は、さまざまな要因が複合的に絡んでのことだろう。そこにワクチン接種が関係していないとも言えまい。見えていない副反応疑い死が、私たちの社会には埋もれているのかもしれない。

驚異的な速さで開発された新型コロナワクチンは人類に恩恵をもたらした半面、副反応というブラックボックスを残した。副反応の暗がりを照らすには、「何を知らないかを知

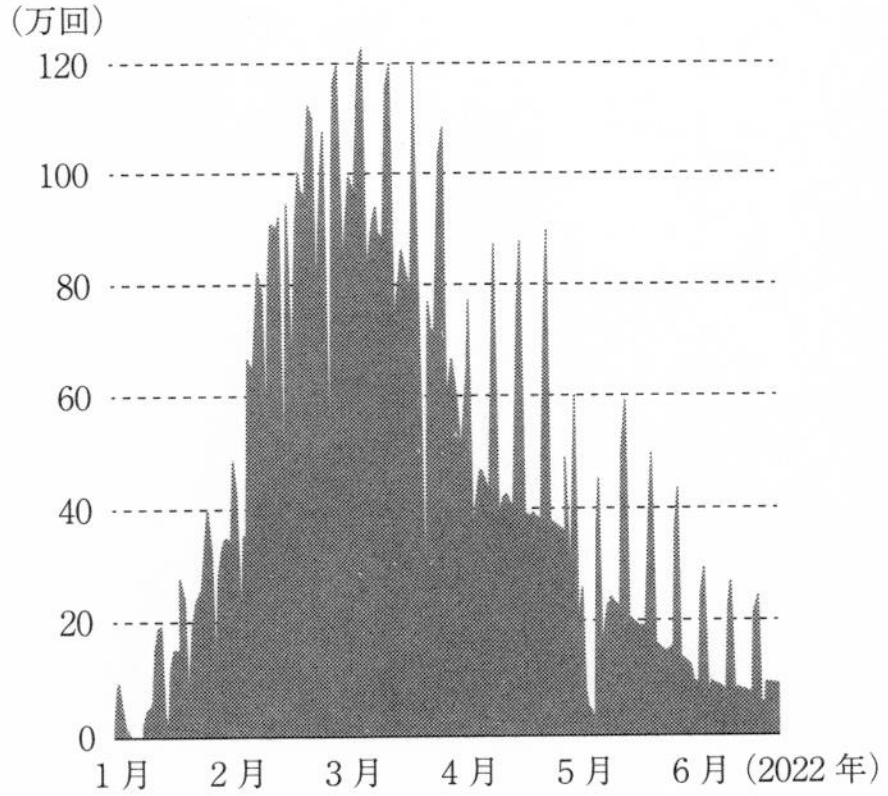


**図6**：ワクチン３回目接種回数の推移。出典：デジタル庁ワクチン接種記録システム

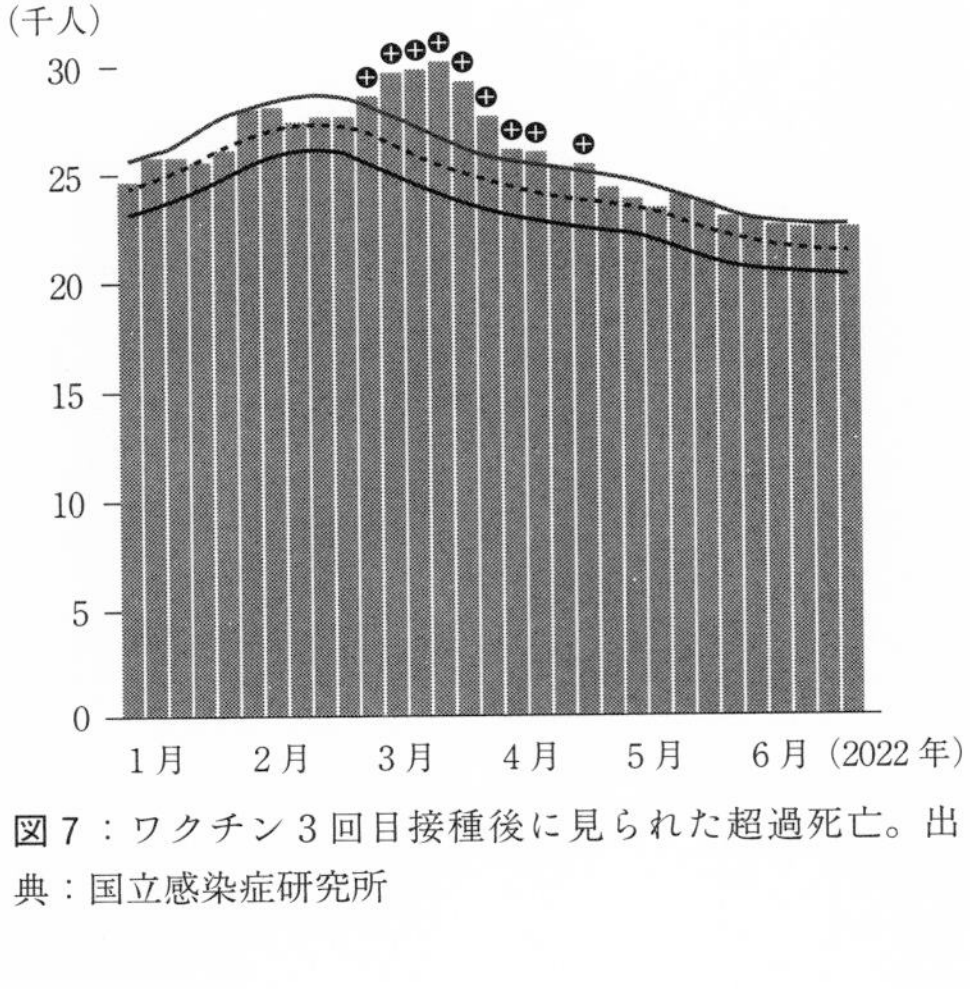


**図7**：ワクチン３回目接種後に見られた超過死亡。出典：国立感染症研究所

ろう」とする謙虚さと科学的思考が求められている。

本書は、月刊『世界』（岩波書店）二〇二二年八月号〜一一月号の連載「ルポ　副反応」や、ネットＴＶ・デモクラシータイムス「山岡淳一郎のニッポンの崖っぷち」より「ワクチン接種と副反応〈接種後死亡報告五五四例〉」「遺族が問う　なぜ息子は死んだのか　コロナワクチン接種後の突然死」「コロナワクチン副反応　動かない救済制度　置き去りにされる被害者」、『日刊ゲンダイ』の「コロナワクチン接種後死亡を追う①〜⑭」などの内容をもとに、あらためて書き下ろした。なお、副反応疑い死亡例の救済については、「新型コロナワクチン被害救済事例検討会　http://twitter.com/v_issues」が情報を発信している。

執筆に当たり、多くの方々に取材をさせていただき、たくさんのご教示、ご助言、激励を頂戴した。わけても、ご家族をワクチン接種後に亡くされた遺族の方々には貴重な証言と、資料の開示をしていただいた。ときには深く傷ついた心を、無神経にえぐるような質問もしたかもしれないが、みなさん、事実を伝えたいと取材に応じてくださった。筑摩書房新書編集部の伊藤笑子さんに編集の労をとっていただいた。

心より厚く御礼を申し上げます。

二〇二二年一一月

山岡淳一郎

# 参考文献


秋山幹男・河野敬・小町谷育子編『予防接種被害の救済――国家賠償と損失補償』(信山社、二〇〇七)
杉本正信・橋爪壮『ワクチン新時代――バイオテロ・がん・アルツハイマー』(岩波書店、二〇一三)
中村祐輔『ゲノムに聞け――最先端のウイルスとワクチンの科学』(文春新書、二〇二二)
特定非営利活動法人コンシューマネット・ジャパン『受ける?/受けない? 予防接種 知っておきたい副作用と救済制度のこと2』(特定非営利活動法人コンシューマネット・ジャパン、二〇二〇)
山岡淳一郎『ドキュメント 感染症利権――医療を蝕む闇の構造』(ちくま新書、二〇二〇)
山岡淳一郎『コロナ戦記 医療現場と政治の700日』(岩波書店、二〇二一)
吉原賢二『私憤から公憤へ――社会問題としてのワクチン禍』(岩波新書、一九七五)

ちくま新書
1701

# ルポ 副反応《ふくはんのう》疑《うたが》い死《し》
## ――ワクチン政策《せいさく》と薬害《やくがい》を問《と》いなおす

二〇二二年一二月一〇日　第一刷発行

著者　山岡淳一郎（やまおか・じゅんいちろう）
発行者　喜入冬子
発行所　株式会社 筑摩書房
東京都台東区蔵前二-五-三　郵便番号一一一-八七五五
電話番号〇三-五六八七-二六〇一（代表）
装幀者　間村俊一
印刷・製本　三松堂印刷 株式会社


ISBN978-4-480-07523-9 C0247

## ちくま新書

1333-1 持続可能な医療——超高齢化時代の科学・公共性・死生観【シリーズ ケアを考える】 広井良典
高齢化の進展にともない増加する医療費を、将来世代にこれ以上ツケ回しすべきではない。人口減少日本の最重要課題に挑むため、医療をひろく公共的に問いなおす。

1333-2 医療ケアを問いなおす——患者をトータルにみることの現象学【シリーズ ケアを考える】 榊原哲也
そもそも病いを患うとは、病いを患う人をケアするとはどういうことなのか。患者と向き合い寄り添うために、現象学という哲学の視点から医療ケアを問いなおす。

1333-3 社会保障入門【シリーズ ケアを考える】 伊藤周平
年金、医療、介護。複雑でわかりにくいのに、この先も不透明。そんな不安を解消すべく、ざっくりとその仕組みを教えます。さらには、労災・生活保障の解説あり。

1333-4 薬物依存症【シリーズ ケアを考える】 松本俊彦
さまざまな先入観をもって語られてきた「薬物依存症」。第一人者が、その誤解をとき、よりよい治療・回復支援方法を紹介。医療や社会のあるべき姿をも考察する一冊。

1333-6 長寿時代の医療・ケア——エンドオブライフの論理と倫理【シリーズ ケアを考える】 会田薫子
超高齢化社会におけるケアの役割とは？ 介護現場を丹念に調査し、医者、家族、患者の苦悩をすくいあげ、人生の最終段階における医療のあり方を示す。

1397 知っておきたい腹痛の正体 松生恒夫
中高年のお腹は悲鳴を上げています。急増するストレス性の下痢や胃痛、慢性便秘、難治性疾患……。専門医が、痛みの見分け方から治療、予防法まで解説します。

1415 双極性障害【第2版】——双極症I型・II型への対処と治療 加藤忠史
統合失調症と並ぶ精神疾患、双極性障害（双極症）。この病気の性格と対処法とはどのようなものか。最新の研究成果と豊富なQ&Aを収めたロングセラーの第2版。

## ちくま新書

1109 **食べ物のことはからだに訊け！**
——健康情報にだまされるな
岩田健太郎

○○を食べなければ病気にならない！ 似たような話はたくさんあるけど、それって本当に体によいの？ 巷にあふれる怪しい健康情報を医学の見地から一刀両断。

1118 **出生前診断**
西山深雪

出生前診断とはどういう検査なのか、何がわかるのか。最新技術を客観的にわかりやすく解説。診断を受けるべきかを迷う人々に、出産への考え方に応じた指針を示す。

1134 **大人のＡＤＨＤ**
——もっとも身近な発達障害
岩波明

近年「ＡＤＨＤ（注意欠如多動性障害）」と診断される大人が増えている。本書は、症状、診断・治療方法、他の精神疾患との関連などをわかりやすく解説する。

1140 **がん幹細胞の謎にせまる**
——新時代の先端がん治療へ
山崎裕人

人類最大の敵であるがん。ｉＰＳ細胞に代表される進歩著しい幹細胞研究。両者が出会うことでうまれた「がん幹細胞理論」とは何か。これから治療はどう変わるか。

1155 **医療政策を問いなおす**
——国民皆保険の将来
島崎謙治

地域包括ケア、地域医療構想、診療報酬改定。２０１８年に大転機をむかえる日本の医療の背景と動向を精細に分析し、医療政策のあるべき方向性を明快に示す。

1256 **まんが 人体の不思議**
茨木保

本当にマンガです！ 知っているようで知らない私たちの「からだ」の仕組みをわかりやすく解説する。病院での専門用語でとまどっても、これを読めば安心できる。

1261 **医療者が語る答えなき世界**
——「いのちの守り人」の人類学
磯野真穂

医療現場にはお堅いイメージがある。しかし実際はあいまいで豊かな世界が広がっている。フィールドワークによって明らかにされる医療者の胸の内を見てみよう。

| | | | | | | |
|---|---|---|---|---|---|---|
| 不破哲三 | 平田篤胤 | ハインリヒ・シュリーマン | ジャンバティスタ・ヴィーコ | 貝原益軒 | 鴨長明 | レオナルド・ダ・ヴィンチ |
| 1575 | 1619 | 1632 | 1639 | 1670 | 1208 | 1510 |

1691 ルポ 特殊詐欺 田崎基

強盗まがいの凶行で数百万円騙し取る。「家族を殺すぞ」と脅され犯行から抜け出せない。少年から高齢者まで全世代が警戒すべき、今最も身近で凶悪な犯罪のリアル。

1695 ルポ 動物園 佐々木央

「15年間の取材、750回の連載執筆で見えたもの」。共同通信の記者が全国をまわって考えた、動物園・水族館の過去、現在、そして未来。

1684 アスリート盗撮 共同通信運動部編

「スポーツ界が、声を上げた」。長年問題視されながら、有効な対策の打てなかったアスリートの盗撮。社会を動かした調査報道「性的画像問題」が、この一冊に。

1677 日本の中絶 塚原久美

10人にひとりが経験者といわれる中絶。経口中絶薬の承認から配偶者同意要件まで、中絶問題の研究家が、日本における中絶の問題点と展望を示す。

1654 裏横浜 ――グレーな世界とその痕跡 八木澤高明

オシャレで洗練され都会的なイメージがある横浜。しかし、その背景には猥雑で混沌とした一面がある。欲望、野心、下心の吹き溜まりだった街の過去をさらけ出す。

1650 辺野古入門 熊本博之

なぜ、ここに新しい基地が――? 20年にわたるフィールドワークをもとに、社会学者が、辺野古の歴史と現在を描き出す。親愛にみちた、沖縄入門。

1623 地方メディアの逆襲 松本創

東京に集中する大手メディアには見過ごされがちな問題を丹念に取材する地方紙、地方テレビ局。彼らはいかに現場と読者に向き合っているのか。当事者の声を届ける。